まるごとわかる

尿路カテーテル・ストーマ管理 極

編集

松木孝和

松木泌尿器科医院 院長 / 香川大学医学部 臨床教授

南 山 堂

執筆者一覧

上田　修史　　香川大学医学部泌尿器・副腎・腎移植外科　准教授

武井実根雄　　原三信病院　理事／泌尿器科部長

近石　昌子　　香川県立中央病院看護部　皮膚・排泄ケア認定看護師

細川三規子　　滝宮総合病院看護部　皮膚・排泄ケア認定看護師

松岡　祐貴　　香川大学医学部泌尿器・副腎・腎移植外科　助教

松木　孝和　　松木泌尿器科医院　院長／香川大学医学部　臨床教授

宮内　康行　　大阪赤十字病院泌尿器科　医長

山本由利子　　松木泌尿器科医院　高松 WOC ケアセンター　皮膚・排泄ケア認定看護師

Knack をお寄せくださった方々

知念　尚之　　那覇市立病院泌尿器科

野田　祐介　　安城更生病院泌尿器科

細川三規子　　滝宮総合病院看護部

松木　孝和　　松木泌尿器科医院

（五十音順，敬称略）

刊行によせて

「こんな本が欲しかった！」

さまざまな排尿トラブルに対して，尿路カテーテルは頻繁に使用されています．日常診療では泌尿器科での使用のみならず，術前・術後や介護の現場でも当たり前の医療行為となっています．ただそこには正しい理論的背景に基づくカテーテル選択や管理方法，あらゆるトラブルに正しく対処するための知識やノウハウが必要です．

しかし改めて考えてみますと，今までそのようなことを体系的に網羅している教科書はなかったのではないでしょうか？泌尿器科医に気軽にコンサルトできる場合はともかく，多くの皆様はその都度判断や対処にご苦労されているものと考えます．

そこで今回，満を持して出版されたものが本書です．尿路カテーテルにはどのような種類があり，どのような場面でどのカテーテルを選択すべきか，そしてトラブル時にはどのように対処したらいいか，泌尿器科医にコンサルトすべきタイミングは？など，かゆいところに手が届く至れり尽くせりの内容になっています．看護師，介護士，泌尿器科以外の医師はもちろん，ベテランの泌尿器科医師にとっても知識の整理になるような素晴らしい内容です．

執筆者は，バリバリ臨床をこなしている泌尿器科医および尿路管理のスペシャリストの看護師たちです．ですから，まさに現場のナマの声を反映した，すぐに使える実践的な内容になっています．尿道カテーテルが入りにくい，出血している，抜けなくなった，患者さんが自己抜去してしまった，カテーテルがつまる，患者さんが不快感や痛みを訴えるなどなど．そのような時はどのように考えてどうすればいいのか，今後の予防策はあるのか．

私たちは医療や介護のプロとして，誰にも非難されない正しい行動を実践する義務があります．だからこそ，この本が必要なのです．

ぜひとも病院に一冊，各病棟，各外来診察室に一冊，そして訪問診療にも携帯していただければ幸いです．必ずや皆様の強い味方，バイブルになるものと確信しています．

最後に，このような素晴らしい企画をされた松木孝和先生および，お忙しい中このような素晴らしい成書を完成させた執筆者の皆様に敬意を表します．

2023 年 6 月

香川大学医学部泌尿器・副腎・腎移植外科　教授

杉元幹史

刊行によせて

　この度は『まるごとわかる尿路カテーテル・ストーマ管理　極』の刊行，誠におめでとうございます．排泄のケアは看護の基本と言われています．排泄は差恥心にかかわる行為であり，排泄コントロールができなくなると自尊感情の低下や生活の質に影響します．そのため，医療従事者は患者の自尊心に配慮した支援が求められます．

　本書では排尿管理における尿路カテーテル管理に焦点をあて，医師および看護師それぞれの立場から尿路カテーテル管理の適応，管理の実際，トラブル時の対処法，専門医に相談すべきポイント，日常ケア等が丁寧にわかりやすく，そして具体的に記述されています．主に使用されている製品の写真，製品の特徴，価格なども示されています．また，局所管理方法についてもポイントごとに図や写真と共に解説されているため，普段実施している管理方法に問題はないか，こんな時どうするんだろう，などさまざまな視点で本書を活用することができると思います．さらに，カテーテル固定に必須の医療用粘着テープに関して，粘着剤の特徴や剥がし方，脆弱な皮膚への対応などが詳しく解説されています．粘着テープ使用によるトラブル対応のみならず，トラブル発生を予防するためにもぜひ活用いただきたいと思います．

　本書はカテーテル管理に携わる全ての医療従事者にとって大いに役立つ1冊です．カテーテル管理を必要とする患者の生活の質向上のために，そして，尿路カテーテル管理は怖くない！と言えるよう，ぜひ多くの方々に本書をご活用いただきたいと思います．

2023年6月

山形大学医学部看護学科　教授

片岡ひとみ

序

....

　かねてから準備を進めてきた尿路カテーテル・ストーマ管理のための教科書が今般完成を見ることになりました．本書は，専門医師に限らず一般医科や介護の現場における介護職の方々にも手に取っていただけるように，なるべくわかりやすい表現で現場に即した内容を心がけて執筆をお願いしました．難しいお願いにご対応いただき，各執筆者および南山堂編集部の方におかれましては本当にありがとうございました．

　尿路カテーテルはあまりにも身近な医療行為のため，気がつけば指針となるような成書は存在せず，雑誌の特集や，各医療・介護現場での口伝や経験を中心に対応されていることがほとんどかと思います．多くの場合は正しく対応されていますが，それでも日常管理におけるトラブル発生時やちょっと困った際にどのように対応すればよいのかはわからないことも多いものです．そういった方々に参考になるように本書は企画されました．

　本書は各執筆者の方々に縦断的に執筆をお願いしているため，目を通していただくと内容が一部重複している部分があり，またそのニュアンスも微妙に異なることにお気づきになるかもしれません．もとより，現在現場で行われている尿路カテーテル管理には，エビデンスがはっきりとしなかったり，絶対的な正解がないものも多く，現場での経験が大きく影響している項目もたくさんあります．また，医師や看護師など職域によっても微妙な視点の違いもあることを感じていました．

　しかし本書では，明らかに誤解を受けると考えられた場合以外は，できるだけそのまま原稿を生かすことにしました．本書は現在の日本における尿路カテーテル・ストーマ管理の実践的な成書となることを目指しているため，そういった微妙な違いがあることをそのまま提示することが，本書の特徴になると考えてのことです．編集の段階で大まかなところは調整を行いましたが，細かくはあえて調整を行わなかったところもあります．

　いくつかの視点から繰り返し表現されている対応方法もあるのですが，現時点では選択肢や考えの1つとして臨機応変に現場で判断していただくことにしたいと思います．各執筆者の熱量が，そのまま各現場での対応方法の難しさに関わっていると考えて下さい．

　尿路カテーテル・ストーマ管理に関わるありとあらゆる方々への良い教科書になるように版を重ねていきたいと考えていますので，お気づきの点や疑問に思うことなどはぜひ編集部にご意見を賜れば幸いです．

2023年6月

松木泌尿器科医院　院長

香川大学医学部　臨床教授

松木孝和

目次

1. 尿道カテーテル 2way   1

📋 適　応　（松岡祐貴）‥‥‥‥‥‥‥‥‥‥‥‥‥‥‥‥‥‥‥‥‥‥ 2
   1. 尿道カテーテルとは‥‥‥‥‥‥‥‥‥‥‥‥‥‥‥‥‥‥‥‥ 2
   2. 尿道カテーテル留置の適応‥‥‥‥‥‥‥‥‥‥‥‥‥‥‥‥ 2

📖 使用・管理方法　（松岡祐貴）‥‥‥‥‥‥‥‥‥‥‥‥‥‥‥ 3
   1. 尿道カテーテルの選択‥‥‥‥‥‥‥‥‥‥‥‥‥‥‥‥‥ 3
   2. 留置の実際‥‥‥‥‥‥‥‥‥‥‥‥‥‥‥‥‥‥‥‥‥‥ 3

⚠️ トラブルとその対処法　（武井実根雄，松木孝和）‥‥‥‥‥‥ 6
   1. 2way カテーテルのトラブルとは‥‥‥‥‥‥‥‥‥‥‥‥‥ 6
   2. 男性のトラブル‥‥‥‥‥‥‥‥‥‥‥‥‥‥‥‥‥‥‥‥ 6
   3. 女性のトラブル‥‥‥‥‥‥‥‥‥‥‥‥‥‥‥‥‥‥‥‥ 10
    🏥 こんなときは専門医へ相談しよう ‥‥‥‥‥‥‥‥‥‥‥‥ 11

👁 ナースによる日常管理　（山本由利子）‥‥‥‥‥‥‥‥‥‥‥ 12
   1. カテーテルの固定に関するケア‥‥‥‥‥‥‥‥‥‥‥‥‥ 12
   2. 尿道カテーテル留置中の管理‥‥‥‥‥‥‥‥‥‥‥‥‥‥ 14

📷 主な製品とその特徴　（松木孝和）‥‥‥‥‥‥‥‥‥‥‥‥‥ 17

2. 尿道カテーテル 3way   23

📋 適　応　（松岡祐貴）‥‥‥‥‥‥‥‥‥‥‥‥‥‥‥‥‥‥‥‥ 24
   1. 3way カテーテルの適応‥‥‥‥‥‥‥‥‥‥‥‥‥‥‥‥‥ 24
   2. 3way カテーテルを用いた膀胱洗浄‥‥‥‥‥‥‥‥‥‥‥‥ 24

📖 使用・管理方法　（松岡祐貴）‥‥‥‥‥‥‥‥‥‥‥‥‥‥‥ 25
   1. カテーテルの挿入‥‥‥‥‥‥‥‥‥‥‥‥‥‥‥‥‥‥‥ 25
   2. 生理食塩水の滴下‥‥‥‥‥‥‥‥‥‥‥‥‥‥‥‥‥‥‥ 25
   3. 尿量の計算‥‥‥‥‥‥‥‥‥‥‥‥‥‥‥‥‥‥‥‥‥‥ 25

⚠️ トラブルとその対処法　（松木孝和）‥‥‥‥‥‥‥‥‥‥‥‥ 26
   1. 3way カテーテルのトラブルの特徴‥‥‥‥‥‥‥‥‥‥‥‥ 26
   2. 膿尿・膀胱内沈殿物による閉塞‥‥‥‥‥‥‥‥‥‥‥‥‥ 26
   3. 血尿による閉塞‥‥‥‥‥‥‥‥‥‥‥‥‥‥‥‥‥‥‥‥ 27
    🏥 こんなときは専門医へ相談しよう ‥‥‥‥‥‥‥‥‥‥‥‥ 27

👁 ナースによる日常管理　（山本由利子）‥‥‥‥‥‥‥‥‥‥‥ 28
   1. 3way カテーテルの固定の問題と対策‥‥‥‥‥‥‥‥‥‥‥ 28
   2. 3way カテーテル留置中の管理‥‥‥‥‥‥‥‥‥‥‥‥‥‥ 28
   3. カテーテルの閉塞が疑われる場合‥‥‥‥‥‥‥‥‥‥‥‥ 29

📷 主な製品とその特長　（松木孝和）‥‥‥‥‥‥‥‥‥‥‥‥‥ 30

3．ネラトンカテーテル　33

適　応　（松岡祐貴）・・・ 34
1．ネラトンカテーテルの歴史・・・・・・・・・・・・・・・・・・・・・・・・・・・・・・・ 34
2．ネラトンカテーテルの使用目的・・・・・・・・・・・・・・・・・・・・・・・・・・ 34

使用・管理方法　（松岡祐貴）・・・・・・・・・・・・・・・・・・・・・・・・・・・・・・・・ 35
1．ネラトンカテーテルの種類・・・・・・・・・・・・・・・・・・・・・・・・・・・・・・ 35
2．ネラトンカテーテルによる導尿の手順・・・・・・・・・・・・・・・・・・・ 35

トラブルとその対処法　（松木孝和）・・・・・・・・・・・・・・・・・・・・・・・・ 36
1．ネラトンカテーテルのトラブルとは・・・・・・・・・・・・・・・・・・・・・ 36
2．挿入が困難・・・ 36
3．長期の間欠導尿に伴う慢性の尿道狭窄症・・・・・・・・・・・・・・・ 36
4．外尿道口の確認が困難・・・・・・・・・・・・・・・・・・・・・・・・・・・・・・・・ 37
5．感染症・・ 37
こんなときは専門医へ相談しよう・・・・・・・・・・・・・・・・・・・・・・・・・ 37

ナースによる日常管理　（近石昌子）・・・・・・・・・・・・・・・・・・・・・・・・ 39
1．看護師による使用・・・・・・・・・・・・・・・・・・・・・・・・・・・・・・・・・・・・ 39
2．患者による使用・・・・・・・・・・・・・・・・・・・・・・・・・・・・・・・・・・・・・・ 41

主な製品とその特徴　（松木孝和）・・・・・・・・・・・・・・・・・・・・・・・・・・ 42

4．チーマンカテーテル　45

適　応　（上田修史）・・ 46
1．チーマンカテーテルの特徴・・・・・・・・・・・・・・・・・・・・・・・・・・・・ 46
2．チーマンカテーテルの適応・・・・・・・・・・・・・・・・・・・・・・・・・・・・ 46

使用・管理方法　（上田修史）・・・・・・・・・・・・・・・・・・・・・・・・・・・・・・・・ 47
1．チーマンカテーテルの挿入手順・・・・・・・・・・・・・・・・・・・・・・・・ 47

トラブルとその対処法　（松木孝和）・・・・・・・・・・・・・・・・・・・・・・・・ 48
1．チーマンカテーテルのトラブルの特徴・・・・・・・・・・・・・・・・・ 48
2．尿道損傷への対処法・・・・・・・・・・・・・・・・・・・・・・・・・・・・・・・・・・ 48
こんなときは専門医へ相談しよう・・・・・・・・・・・・・・・・・・・・・・・・・ 48

主な製品とその特徴　（松木孝和）・・・・・・・・・・・・・・・・・・・・・・・・・・ 49

5．腎　瘻　51

適　応　（宮内康行）・・ 52
1．腎瘻の造設が必要な病態・・・・・・・・・・・・・・・・・・・・・・・・・・・・・・ 52

　　　2．尿管の通過障害の原因 ・・・・・・・・・・・・・・・・・・・・・・・・・・・・・・・・・・・・・ 52

📖 使用・管理方法　（宮内康行）・・・・・・・・・・・・・・・・・・・・・・・・・・・・・・ 54

　　　1．観察のポイント ・・・ 54
　　　2．腎瘻造設直後のケア ・・・・・・・・・・・・・・・・・・・・・・・・・・・・・・・・・・・・ 54
　　　3．長期造設時のケア ・・・・・・・・・・・・・・・・・・・・・・・・・・・・・・・・・・・・・・ 54
　　　4．カテーテルの脱落 ・・・・・・・・・・・・・・・・・・・・・・・・・・・・・・・・・・・・・・ 55
　　　5．ウロバッグの位置 ・・・・・・・・・・・・・・・・・・・・・・・・・・・・・・・・・・・・・・ 55
　　　6．入　浴 ・・ 55
　　　7．固定のポイント ・・ 56
　　　8．交換頻度 ・・ 56
　　　9．患者指導 ・・ 56

⚠ トラブルとその対処法　（松木孝和）・・・・・・・・・・・・・・・・・・・・・・・ 57

　　　1．腎瘻で起こりうるトラブルとは ・・・・・・・・・・・・・・・・・・・・・・・ 57

　　　🏥 こんなときは専門医へ相談しよう ・・・・・・・・・・・・・・・・・・・・・・・ 58

🕐 ナースによる日常管理　（山本由利子）・・・・・・・・・・・・・・・・・・・ 59

　　　1．腎瘻カテーテル固定のケア ・・・・・・・・・・・・・・・・・・・・・・・・・・・・ 59
　　　2．腎瘻カテーテル留置中の観察 ・・・・・・・・・・・・・・・・・・・・・・・・・ 64
　　　3．レッグバッグの使用 ・・・・・・・・・・・・・・・・・・・・・・・・・・・・・・・・・・・ 64

📷 主な製品とその特徴　（松木孝和）・・・・・・・・・・・・・・・・・・・・・・・・・・ 65

6．膀胱瘻　　　　　　　　　　　　　　　　　71

📋 適　応　（宮内康行）・・・ 72

　　　1．膀胱瘻が選択される病態 ・・・・・・・・・・・・・・・・・・・・・・・・・・・・・・ 72
　　　2．膀胱瘻の造設方法 ・・・・・・・・・・・・・・・・・・・・・・・・・・・・・・・・・・・・・ 72
　　　3．膀胱瘻の適応 ・・・ 72

📖 使用・管理方法　（宮内康行）・・・・・・・・・・・・・・・・・・・・・・・・・・・・・・ 74

　　　1．皮膚障害の予防 ・・・・・・・・・・・・・・・・・・・・・・・・・・・・・・・・・・・・・・・ 74
　　　2．ウロバッグの選択・管理 ・・・・・・・・・・・・・・・・・・・・・・・・・・・・・・ 74
　　　3．カテーテルの閉塞予防 ・・・・・・・・・・・・・・・・・・・・・・・・・・・・・・・・ 75
　　　4．カテーテルの交換 ・・・・・・・・・・・・・・・・・・・・・・・・・・・・・・・・・・・・ 75
　　　5．患者指導 ・・・ 75

⚠ トラブルとその対処法　（松木孝和）・・・・・・・・・・・・・・・・・・・・・・・ 76

　　　1．膀胱瘻で起こりうるトラブルとは ・・・・・・・・・・・・・・・・・・・ 76

　　　🏥 こんなときは専門医へ相談しよう ・・・・・・・・・・・・・・・・・・・・・・・ 77

🕐 ナースによる日常管理　（山本由利子）・・・・・・・・・・・・・・・・・・・ 78

　　　1．膀胱瘻カテーテル固定のケア ・・・・・・・・・・・・・・・・・・・・・・・・・ 78

    2．レッグバッグの使用方法 ・・・・・・・・・・・・・・・・・・・ 81

    3．膀胱瘻カテーテル留置中の観察 ・・・・・・・・・・・・・・ 82

  主な製品とその特徴　（松木孝和）・・・・・・・・・・・・・・・・・・ 83

7．間欠導尿用カテーテル　　　　　　　85

  適　応　（宮内康行）・・・・・・・・・・・・・・・・・・・・・・・・・・・・・・ 86

    1．間欠導尿とは ・・・・・・・・・・・・・・・・・・・・・・・・・・・・・・ 86

    2．間欠導尿の適応 ・・・・・・・・・・・・・・・・・・・・・・・・・・・ 86

    3．自己間欠導尿が可能な条件 ・・・・・・・・・・・・・・・・・ 86

  使用・管理方法　（宮内康行）・・・・・・・・・・・・・・・・・・・・・・ 88

    1．患者・家族指導 ・・・・・・・・・・・・・・・・・・・・・・・・・・・ 88

    2．挿入の手順 ・・・・・・・・・・・・・・・・・・・・・・・・・・・・・・ 88

    3．カテーテルの選択 ・・・・・・・・・・・・・・・・・・・・・・・・・ 89

    4．導尿回数の設定 ・・・・・・・・・・・・・・・・・・・・・・・・・・ 89

  トラブルとその対処法　（松木孝和）・・・・・・・・・・・・・・ 91

    1．間欠導尿カテーテルのトラブルとは ・・・・・・・・・・ 91

     こんなときは専門医へ相談しよう ・・・・・・・・・・・・・・・・ 91

  ナースによる日常管理　（近石昌子）・・・・・・・・・・・・・・ 92

    1．導入時の看護 ・・・・・・・・・・・・・・・・・・・・・・・・・・・・ 92

    2．指導の実際 ・・・・・・・・・・・・・・・・・・・・・・・・・・・・・・ 92

    3．導尿回数の考え方 ・・・・・・・・・・・・・・・・・・・・・・・・ 94

    4．継続上の注意点 ・・・・・・・・・・・・・・・・・・・・・・・・・・ 96

  主な製品とその特徴　（松木孝和，近石昌子）・・・・・・・・ 97

8．尿路ストーマ　　　　　　　　　105

  適　応　（上田修史）・・・・・・・・・・・・・・・・・・・・・・・・・・・・・・ 106

    1．尿路ストーマ・尿路変向術とは ・・・・・・・・・・・・・ 106

    2．尿路変向術の適応 ・・・・・・・・・・・・・・・・・・・・・・・・ 106

    3．尿路変向術の種類 ・・・・・・・・・・・・・・・・・・・・・・・・ 107

  使用・管理方法　（上田修史）・・・・・・・・・・・・・・・・・・・・・・ 108

    1．尿路変向術の術式 ・・・・・・・・・・・・・・・・・・・・・・・・ 108

    2．尿路ストーマの管理 ・・・・・・・・・・・・・・・・・・・・・・ 108

  トラブルとその対処法　（上田修史）・・・・・・・・・・・・・・ 110

    1．尿路ストーマのトラブルとは ・・・・・・・・・・・・・・・ 110

     こんなときは専門医へ相談しよう ・・・・・・・・・・・・・・・・ 110

🔧 ナースによる日常管理 （細川三規子）･････････････････････ 111
　　1．術前ケア ･･･ 111
　　2．術後のカテーテル管理 ･･･････････････････････････ 113
　　3．術後の患者指導と退院後のケア･･････････････････ 116

📷 主な製品とその特徴 （山本由利子，近石昌子，細川三規子）･･･････ 118

9．尿道用ブジー　127

📋 適　応 （上田修史）･･･････････････････････････････････ 128
　　1．診　断･･ 128
　　2．治　療･･ 128

📱 使用・管理方法 （上田修史）････････････････････････････ 130
　　1．体位，準備 ･････････････････････････････････････ 130
　　2．手　技 ･･ 130

❗ トラブルとその対処法 （松木孝和）･･･････････････････････ 131
　　1．尿道用ブジーのトラブル ･･･････････････････････ 131
　　🏥 こんなときは専門医へ相談しよう ･･････････････････ 131

10．ウロバッグ　133

📱 使用・管理方法 （上田修史）････････････････････････････ 134
　　1．一般的な使用方法と注意点 ･････････････････････ 134

❗ トラブルとその対処法 （上田修史，松木孝和，細川三規子）･････ 135
　　1．紫色蓄尿バッグ症候群 ･････････････････････････ 135
　　2．品質不良 ･･･････････････････････････････････････ 135
　　🏥 こんなときは専門医へ相談しよう ･･････････････････ 135

🔧 ナースによる日常管理 （細川三規子，山本由利子）･･････････ 136
　　1．感染管理上の注意点 ･･･････････････････････････ 136
　　2．膀胱留置カテーテル長期留置中の注意点 ･････････ 137
　　3．レッグバッグの使用方法 ･･･････････････････････ 139

📷 主な製品とその特徴 （松木孝和）････････････････････････ 141

11．カテーテルの固定 （山本由利子）　143

　　1．カテーテル固定の問題 ･････････････････････････ 144
　　2．サージカルテープはなぜ粘着するのか？ ･････････ 145
　　3．皮膚障害の原因と使用方法の鉄則･･･････････････ 148
　　4．基本的なカテーテル固定法 ･････････････････････ 154

Knack あれこれ

カテーテル挿入困難例への対応 ･･ 5

留置中にバルン内の水が減り，自然抜去の可能性がある場合 ･････････････ 11

バルンの破裂を繰り返す場合 ･･ 11

バルンの水が抜けなくなった ･･ 16

刺激症状が強い場合 ･･ 16

尿流出がない場合 ･･ 16

男性の真性包茎の場合の消毒方法 ･･ 37

導尿のコツ①男性，②女性 ･･ 38

腎瘻穿刺と交換のコツ ･･ 58

膀胱瘻の挿入が難しい場合 ･･ 77

尿漏れやバルン損傷が見られる場合 ･･････････････････････････････････････ 77

感染時のための指導 ･･ 87

膀胱容量が著明に低下している場合 ･･････････････････････････････････････ 91

ブジー処置が必要な期間 ･･ 129

におい対策 ･･ 138

索　引 ･･ 161

本書で紹介している情報は2023年4月時点のものです．特に製品情報中の価格などは定期的に改訂されますので，適宜，最新の情報を確認するようにお願いいたします．また，Knackについてはエビデンスの不十分な知見も含まれておりますので，症例ごとに適応を十分検討の上，各自の責任において行ってください．

尿道カテーテル 2way

適　応

1 ｜ 尿道カテーテルとは

尿道カテーテルは，正式には膀胱内留置カテーテルという．膀胱内にカテーテルを留置することにより，24時間持続的に尿を体外へ排出させることを目的として使用される．

別名フォーリーカテーテル（Foley catheter）とよばれるが，これは米国の泌尿器科医フレデリック・フォーリー（Frederic Eugene Basil Foley, 1891-1966）に由来する．フレデリック・フォーリーは，経尿道的前立腺切除後の止血を目的として1929年に初めて発表，1936年に特許を取得した．メインの尿の流出路とカフの固定水の通路の2つの通り道があることから2wayカテーテルとよばれる．

2 ｜ 尿道カテーテル留置の適応

尿道カテーテルは人体にとって異物であり，挿入や留置時には疼痛や不快感によるQOLの低下をもたらす可能性がある．また，長期留置によって尿路感染症や尿道損傷，膀胱結石などの合併症が起こる可能性もある．したがって，留置の適応については慎重に判断する必要がある．

基本的には，尿の排出が困難な場合や全身管理が必要な重症疾患に対する処置として使用される（**表1**）．また，癌の終末期など，尿道カテーテル留置によって患者・家族の排尿管理に関する悩みや苦痛が軽減される場合にも適応となることがある．一方，頻尿や尿失禁に対する継続的な尿道カテーテル留置は適応とされないことに注意が必要である．したがって，尿道カテーテル留置には明確な目的をもたなければならない．必要に応じて専門医に相談し，状況によっては尿道カテーテル以外の排尿管理を検討することが重要である．

表1 尿道カテーテル留置の適応

- 前立腺肥大症など泌尿器系の疾患による尿閉や排尿困難
- 脊髄や末梢神経の損傷による排尿困難
- 麻酔や薬剤による排尿困難
- 正確な尿量の測定
- 手術
- 安静を必要とする患者，または寝たきりの患者

（松岡祐貴）

使用・管理方法

1 尿道カテーテルの選択

尿道カテーテルにはさまざまな形状や材質，サイズがあり，患者にあった適切な尿道カテーテルを選択することが重要である．

材　質

材質は天然ゴムラテックス製とシリコン製のものがあり，**表2**にそれぞれの特徴を示す．

サイズ

尿道カテーテルのサイズは一般的にFr（フレンチ）で表記される．1 Frは約1/3 mmであり，外径が太くなれば内径も太くなり閉塞などを起こしにくくなるが，留置中の疼痛・違和感が増強したり，尿道の圧迫による虚血が生じ，合併症につながるリスクが増加する．したがって，留置の目的を果たせる最も細いサイズを選択することが重要となる．通常成人では14～18 Frを使用することが一般的である．

2 留置の実際

尿道カテーテルを操作できるのは，医師・看護師と，医療者に十分指導を受けた患者本人・家族などの介護者である．病院など医療機関では，医師や看護師が尿道カテーテルを

表2 カテーテルの材質の特徴

シリコン製	・ゴム製に比べてカテーテル内腔が大きい ・カテーテルが透明で，尿の色などが観察しやすい ・撥水性が高く，異物の付着が少ない ・製品によってはX線造影可能で，留置位置の確認が確実に行える ・金属素材を使用しないため，MRI撮影が安全に行える ・ラテックスアレルギーを起こさない ・軟らかいがコシがあり，挿入操作が容易である ・ゴム製に比べて高価 ・交換時期は3～4週間が一般的
ゴム製	・サイズラインナップが豊富でメーカーによっては大きなサイズもある ・一部に金属を使用している商品があり，MRI撮影時には注意が必要 ・天然ゴムラテックスアレルギーを起こす可能性がある ・シリコン製に比べて安価 ・交換時期は1～2週間が一般的（シリコン製に比べてバルン部分が劣化しやすい）

操作するが，在宅医療では，患者本人や介護する家族が操作することになる.

留置手技と注意点

以下にポイントを示す.

❶挿入前

カテーテルの挿入は清潔操作で行う.MTJAPAN（日本医療機器テクノロジー協会）安全性情報委員会（2013年）では，滅菌手袋を装着した手で行うことを推奨している.鑷子による挿入は推奨されない.鑷子で把持することにより，カフが破損したりカテーテルのコーティングがはがれることがあるためである.また，挿入前にはカフの確認を行い，カテーテルの先端にゼリーを塗布しておく.

❷挿入中

先端のバルンが確実に膀胱内に到達している位置（外尿道口の位置で男性ならカテーテルの固定液注入ルート分岐部，女性なら先端から10 cm程度）まで挿入する（図1）.

男性の場合，尿道は球部で屈曲があるため，陰茎を牽引してなるべく直線化することを意識する.高齢女性の場合，腟の萎縮によって外尿道口がはっきりしないことがあるため，外陰部を十分に広げ，腟に指を挿入し，尿道カテーテルがしっかり外尿道口に挿入されることを確認する.

盲目的な操作となるため，過度な力をかけることは避け，一定の圧をかけながらゆっくりと進める.患者が力んだり，いきんだりすると挿入しにくくなるため，深呼吸を促し，緊張をほぐす.途中で強い抵抗を感じた際に

は手技を中止し，内視鏡下に確認することも検討する.

❸挿入後

膀胱内に到達した位置まで挿入し終えたら，尿の流出を確認し，バルンを膨らませる.バルンを膨らませる際には，滅菌蒸留水かバルン固定液を使用する.生理食塩水のように固形物が溶質となっている溶液を固定液として使用するのは厳禁である.溶質が析出して，固定水の通路が閉塞することがあり，カテーテルが閉塞すると抜去時にバルンの排水ができなくなる可能性があるためである.なお，バルン容量は固定水注入口に表記されている.

固定液の注入時に抵抗を感じたり，患者が疼痛を訴えた場合は注入を中止する.バルンを膨らませたらカテーテルを止まる位置までゆっくり引き，体表に固定する.

留置中の管理

❶固　定

男性は下腹部，女性は大腿部内側に固定する.固定に使用するテープは皮膚に刺激の少

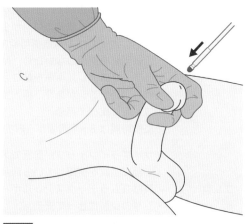

図1 カテーテルの挿入

ないものを選択する（詳細は p.143「11. カテーテルの固定」参照）.

男性の場合，尿道カテーテルの固定方法を誤ると球部〜振子部尿道への圧迫による尿道狭窄症や尿道皮膚瘻が発生したり，外尿道口への過度な負荷により陰茎裂傷となることがあるため注意が必要である.

❷ウロバッグ

尿を溜めるウロバッグは，膀胱より低い位置に設置する. 人目に立たない下肢装着型のレッグバッグもあり，患者の希望や生活環境によって選択可能である. 詳細は p.133「10. ウロバッグ」を参照.

❸その他

尿道カテーテルは不要になれば，ただちに抜去する.

尿道カテーテル留置中であっても入浴やシャワーは可能である. 挿入部の洗浄や消毒は，汚染が顕著でない場合は必ずしも毎日行う必要はない.

尿道カテーテルをクランプする場合，固定水の通路をクランプすると，そのルートがつぶれてしまい，固定水が排出できなくなることがあるため，クランプする位置に気をつける.

その他，固定部のテープかぶれの有無や外尿道口に異常（排膿，発赤，腫脹など）がないか注意し，観察する.

（松岡祐貴）

 Knack あれこれ

カテーテル挿入困難例への対応

カテーテルの挿入が困難な場合，尿道狭窄症などで実際に尿道が狭いのか？ 力が入ってしまっているだけで実際にはカテーテルが通るのか？ などを判断することが大切である. 以下の対応は，さまざまなカテーテルに応用可能である.

①単に少し狭い・力が入ってしまう場合

キシロカインゼリーをディスポ注射器に入れて外尿道口からゼリーを注入し，尿道にゼリーを充満させてからカテーテルを挿入する.

脊髄損傷の場合や一部の患者で，極端に尿道括約筋に力が入って挿入できない場合がある. その場合には，数十分時間をおいて再チャレンジすると入る場合がある.

②それでも入りにくい場合

狭窄部までカテーテルを進めたのちに，同様にキシロカインゼリーを充填させたカテーテルチップ先注射器を用いてカテーテルのバルン接続部からゼリーを注入し，直接カテーテルの先端から通過困難部にゼリーを注入・拡張しながら挿入する. ただし，無事に入った場合にはカテーテル内のゼリーをカテーテルチップ型シリンジでそのまま吸引する必要がある.

③実際に尿道が狭い場合

滅菌ガイドワイヤーを外尿道口から膀胱に挿入，先穴のカテーテルをガイドワイヤーに通して膀胱へ進める. この際，X線透視下に行うとよいが腹部超音波検査でもガイドワイヤーが膀胱に達したかどうかは確認可能である. 極端に狭い場合以外は挿入できる場合が多い.

下の QR コードにアップロードした動画も参照されたい.

カテーテルの素材との相性

カテーテルが硬いほうが通りやすい場合と軟らかいほうが通りやすい場合がある. したがってカテーテルの素材を変更すると挿入できる場合がある.

トラブルとその対処法

1 ｜ 2way カテーテルのトラブルとは

　尿道留置用の 2way カテーテルは最もよく使用されるカテーテルである．男性と女性では尿道の形状は大きく異なるが，使用するカテーテルは同じものである．男性は尿道の長さが 15～20 cm と女性の 3～4 cm に比して長いため，尿道カテーテルに関するトラブルも男性が圧倒的に多い．

　そこで，以下では男女に分けて，起こりやすいトラブルとその対処方法を解説する．

2 ｜ 男性のトラブル

カテーテル挿入時に起こりやすいトラブル

❶カテーテルが入らない

　まず，外尿道口から何 cm くらいから入らなくなったのかを判断する．外尿道口からの位置ごとのカテーテル挿入困難の原因を**図 2**，**表 3** に，挿入困難時に確認しておくべき事項を**表 4** に示す．

　ただし，最も多いのは，緊張や痛みのために外尿道括約筋が強く収縮するために挿入できないケースである．この場合には，陰茎をできるだけ引っぱり，球部尿道のゆるみをなくして直線化を図る．陰茎の牽引が足りないと球部尿道にゆるみができ，カテーテル先端が後部尿道の方向に向きを変えにくくなり，そのまま強く押し込むと尿道にポケット状の損傷をきたし，カテーテル先端が常にその部分に入り込んで正しい方向に向かわせることができなくなってしまう．カテーテルをそれ以上無理に入れようとせず，その場でカテーテル先端を外尿道括約筋に軽く押し当てるよ

うなイメージでしばらく待つ．患者の力が抜けたらカテーテルが少し入るので，そこからはふつうに挿入できることが多い．痛みを強く訴える場合は，疼痛緩和と潤滑をよくする目的で，尿道内にキシロカインゼリーを 10 mL 程度注入してから，以上の方法を試みる．

　球部尿道に引っかかってそれ以上挿入できない場合は，球部尿道付近の会陰部に指を当て，カテーテルの先端を触知したら，指でカテーテル先端が後部尿道に向かうようなイメージで押し，カテーテルを挿入する．これは 2 人がかりとなる（**図 3**）．

　カテーテルを変更する場合，10 Fr 以下にするとカテーテルのコシが弱くなり，逆に挿入が困難になる場合もある．また，細いカテーテルは当然内径も細いため，尿のドレナージが悪くなる懸念がある．また，カテーテルをチーマンタイプに替えることで対処できることがある．挿入時には確実に先端が頭側を向くように保持しておくことが重要である．先端の形状を工夫した新しいカテーテル

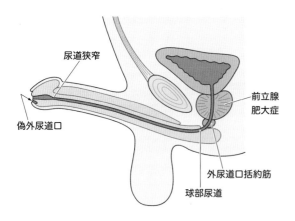

図2 カテーテルが挿入困難となる原因

尿道狭窄

偽外尿道口

前立腺
肥大症

外尿道口括約筋

球部尿道

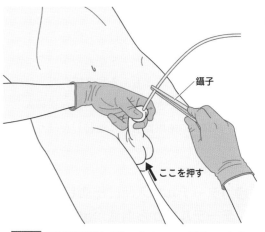

図3 球部尿道に引っかかって挿入できない場合の対処法

鑷子

ここを押す

表3 外尿道口からの位置ごとの挿入困難の原因

位置	考えられる原因
1〜2 cm：外尿道口〜舟状窩	・そもそもそこは外尿道口なのか ・外尿道口の先天異常（図4） ・偽外尿道口 ・外尿道口狭窄
5 cm 程度：陰茎陰嚢部	・内視鏡操作などで損傷する可能性が高く，瘢痕狭窄が起こりやすい
10 cm 程度：球部〜膜様部尿道	・尿道が屈曲する部分で，機械的操作による損傷をきたしやすい ・外尿道括約筋の緊張による抵抗（これが最も多い）
15〜20 cm：前立腺部尿道〜膀胱頸部	・前立腺肥大症や膀胱頸部硬化症の可能性

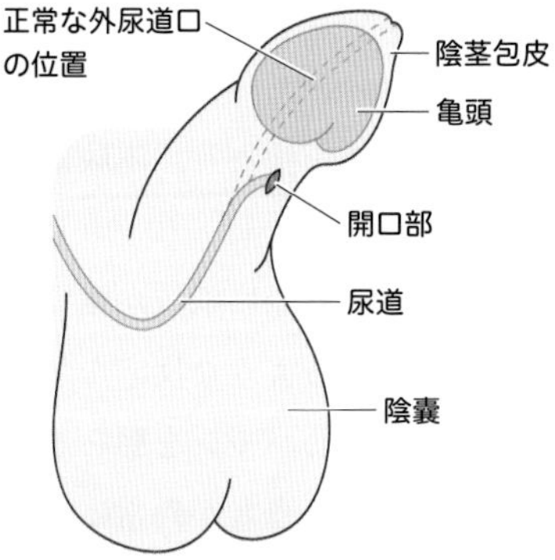

表4 挿入困難時に確認しておくべき事項

尿道狭窄の可能性
・過去に経尿道操作（内視鏡やカテーテル留置）を受けている
・尿道炎や尿道外傷の既往がある
・尿道狭窄の治療歴がある

前立腺肥大症や前立腺癌の可能性
・高齢，もともと排尿障害の症状がある
・前立腺肥大症や前立腺癌の治療歴がある

過去の排尿状態はどうだったのか
・もともと排尿はスムーズだったのか

尿道内に内視鏡やカテーテルを挿入された既往
・尿道損傷とそれによる狭窄や瘢痕化をきたしている可能性がある

正常な外尿道口の位置

陰茎包皮

亀頭

開口部

尿道

陰嚢

図4 外尿道口の先天異常（尿道下裂）の例

もあるので検討する.

外尿道括約筋部以外では前立腺肥大症や尿道狭窄があるとカテーテルが入らないことが多いため, 少なくともある程度慣れた看護師が試みて挿入できない場合は, 無理に挿入しようとせず, 泌尿器科医に連絡したほうがよい.

❷カテーテル挿入時に出血した, カテーテル内から血液が出てくる

まず, カテーテルは膀胱に正しく入っているのかを膀胱洗浄にて確認する. 生理食塩水20〜50 mL を注入し, 注入時の抵抗と注入した量が引けるかどうか確認する. 正しく入っていれば楽に注入でき, 注入した量とほぼ同量が引ける. 膀胱内に血腫がある場合, 楽に注入できるが, 血腫でカテーテルが閉塞していれば引けない. 膀胱に正しく入っていない場合は通常は注入できないか, 注入時に非常に抵抗が強い.

カテーテルが挿入できていない場合は, 尿道粘膜を損傷していると考えられる. 最も多いのが球部尿道から後部尿道に方向が変わる部分のちょうどカテーテルが突き当たる場所にポケット状の損傷ができたことによる出血である (図5).

この場合も尿道付近の会陰部に指を当て, カテーテルの先端を触知したら, 指でカテーテル先端が後部尿道に向かうようなイメージで押してカテーテルを挿入する. また, 前立腺肥大症があると, 表面の血管が豊富で出血しやすい. カテーテルが膀胱まで確実に挿入できれば, 尿道から出血していても多くはそのまま止血するため, 保存的に経過をみて問題ない. 心配ならばガーゼや包帯を巻くなどして圧迫するのもよい方法である.

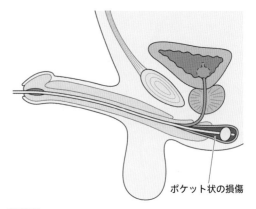

ポケット状の損傷

図5 カテーテルによる損傷

❸カテーテルは入ったが尿が出てこない

カテーテル挿入時にある程度抵抗があったが, なんとか挿入できたと思うにもかかわらず尿が出てこないことがある. 術前では絶飲絶食によって利尿がついてないためであろうと考えてしまいがちだが, カテーテルが膀胱まで挿入できていないこともあるため, 注意が必要である.

このようなときは, バルンを膨らませる前にカテーテルから生理食塩水を注入して, 注入時の抵抗や注入量が引けるかを確認する. 膀胱内に入っていなければ, 注入できないか注入時に抵抗があったり, 注入できても注入量を引くことができない. そのような場合には, 膀胱内に正しく挿入できていないと考え, ただちにカテーテルを抜去し, 泌尿器科医に連絡する.

次にバルンを膨らませる際に抵抗が強くないか, 患者が異常に痛がるような反応をしていないかを観察する. もしバルンを膨らませる際に抵抗が強い場合や, 患者が異常に痛がる場合は, いったんカテーテルを抜去して再度挿入するほうが無難である. なお, カテー

テル挿入後に尿が出てこないままバルンを膨らませた場合，尿道内でバルンを膨らませている可能性がある．この場合は尿道損傷となり出血する（図6）．

バルンは問題なく膨らんだという場合は，先端が膀胱内に入りすぎている可能性がある．バルンが膀胱頸部に引っかかるところまでカテーテルを抜いていき，膀胱部を圧迫してみる．確実に膀胱内に入っている手応えがあり，バルンを膨らませて膀胱頸部に固定済の場合は，粘滑剤がカテーテル先端を塞いでいる可能性があるので，カテーテルの管の部分をミルキングすると先端の粘滑剤が吹き飛ばされて尿が出てくる．それでも尿が出ない場合は，カテーテルから注射器で生理食塩水を注入してみる．手応えを確認しつつ20〜50 mL程度注入した後に注射器を吸引してみて注入した量が返ってくるかを確認する．注入したもとの生理食塩水が返ってくるかが大切である．

カテーテル留置中に起こりやすいトラブル

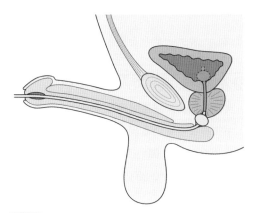

図6 尿道内で膨らんだバルン

❶自然抜去

固定用バルンが虚脱して抜けることがある．バルンが虚脱していれば尿道粘膜の損傷はないため，再度挿入すればよい．

❷自己抜去

術後せん妄などによりカテーテルを自分で引き抜くことがある．この場合はバルンが膨らんだまま無理に引き抜くため，尿道が損傷して出血していることが多い．再留置の際は固定方法も含めて十分注意する必要がある．

❸尿混濁

塩類尿や感染により混濁が強くなる場合がある．発熱している場合には抗菌薬を投与する．また，混濁により内腔が閉塞している場合は洗浄もしくは交換を行う．

❹流出がない

まず，牽引・屈曲・ねじれはないか，強い尿意はあるか，下腹部の膨隆を認めるかを確認する．

牽引・屈曲・ねじれがあれば是正し，それ以外の場合にはカテーテルの閉塞によるものを考える．閉塞は血塊によることが多い．膀胱洗浄を試みるが，注水できても引けないことが少なくないため，20 mL以下の少量の生理食塩水を注射器で注入してみて抵抗がある場合は，すぐに泌尿器科医に連絡する．抵抗なく注水できる場合は注射器を吸引してみる．吸引できないようなら泌尿器科医に連絡する．血尿があり，血塊が引けて尿流出が確保できた場合も泌尿器科医にその旨連絡し，出血の原因は何か，その後の対応などを考えておく．

❺長期留置の問題

カテーテル留置が長期になると，どうしても外尿道口の6時方向がカテーテルによる圧迫を受け徐々に中枢側へ後退して尿道下裂の状態となってしまう．尿道下裂となった場合には，可能なら膀胱瘻へ変更する．

また，カテーテル長期留置状態で陰茎が下向きになっていると，陰茎陰嚢境界部で尿道皮膚瘻を形成してしまう．

その他，カテーテル交換を繰り返すうちに球部尿道を損傷し同部に感染が起こり，会陰部膿瘍を形成することがある．対策としては，膀胱瘻への変更や切開排膿，適切な抗菌薬の投与などが必要になる．

> ### カテーテル抜去時・抜去後
> ### に起こりやすいトラブル

❶バルン内の蒸留水が引けない

これは主にカテーテルそのものが不良品であった場合に起こる．注水ができる場合には，蒸留水を多めに入れてバルンを破裂させる．注水ができない場合は，カテーテルを切断すると除水できることがある．切断しても水が引けない場合には，膀胱エコーで観察しながらカテラン針などの長い針でバルンを穿刺する．

❷カテーテルが尿道に癒着して抜けない

強引に引っぱると尿道粘膜を損傷する危険性がある．まずは，カテーテル周囲からグリセリンなどの潤滑剤を注入してみる．外尿道口を締めつけつつ生理食塩水またはグリセリンをカテーテル周囲からゆっくり注入し，カテーテルと粘膜の間に隙間ができるようにする．その後，鎮痛処置を行い，ゆっくり引き抜く．

多くはカテーテルが尿道粘膜と癒着することにより起こるため，カテーテル抜去後は尿道粘膜が脱落し，同部の尿道狭窄は必発である．術後のこまめな観察と，必要ならブジーや尿道形成術などの治療を考慮する．

なお，尿道損傷を起こし，同部の瘢痕化が進むと尿道短縮になり，陰茎弯曲の原因になることがある．

3 ┃ 女性のトラブル

> ### カテーテル挿入時に
> ### 起こりやすいトラブル

❶外尿道口がわかりにくい

高齢の女性では腟口が萎縮しているだけではなく，外尿道口が腟に引き込まれたような位置に変位している場合があり，カテーテル挿入に難渋することがある．そのような場合には，十分に観察した上で外尿道口の位置を確認し，カテーテルを挿入する．

❷外尿道口狭窄で入りにくい

女性の場合，尿道狭窄は少ないが，外尿道口が狭くなっている例は少なくない．そのような場合には，細いカテーテルを使用するか，金属ブジーで20Fr程度まで拡張して挿入する．

❸尿道カルンクルがある

通常はそのまま挿入可能である.

❹尿道脱になっている

これも通常は留置可能である. ただし, 程度が強く出血や疼痛, 排尿困難などの訴えがある場合は泌尿器科受診が必要である.

カテーテル留置中のトラブル

女性の場合, トラブルは少ないが, カテーテルの自然抜去や自己抜去は男性より起こりやすく, バルンが膨らんだままでも自然抜去する場合がある. ただし, 尿道粘膜が損傷することは少なく, 通常は問題なく再留置できる.

カテーテルの閉塞などは男性同様に起こる. 女性の場合はカテーテルの牽引によって大陰唇が強く圧迫され, 褥瘡状態になることがある. また, カテーテル周囲からの尿漏れは起こりやすい.

これは男女ともにいえることだが, 留置期間が長くなると膀胱結石ができる場合があるため, 超音波検査や X 線撮影による確認が必要となる. ただし, 結石を形成していても緊急性はなく, 治療時期は状況をみて判断する.

🏥 こんなときは専門医へ相談しよう

・挿入時にカテーテル先端に血液が付着した場合
・頻回にカテーテルが閉塞する場合
・発熱を併発する場合
・外性器や尿道口の炎症や外傷が悪化傾向にある場合
・カテーテルが抜けなくなった場合

（武井実根雄, 松木孝和）

💡 Knack あれこれ

留置中にバルン内の水が減り, 自然抜去の可能性がある場合
蒸留水とグリセリンを 4〜6：1 くらいの割合で混ぜ, バルンの固定水として使用することで, 固定水の蒸発を防ぐ. 固定に用いるグリセリン水はまとめて作っておいて保存可能である.

💡 Knack あれこれ

バルンの破裂を繰り返す場合
バルンカテーテルを長期にわたり留置していると, バルンが頻回に破損する例を時々経験するが, このような場合には膀胱結石を発症している例が多い. バルンの破損を繰り返す例では, 腹部超音波検査や X 線検査で膀胱結石の有無を確認する必要がある.

ナースによる日常管理

1 カテーテルの固定に関するケア

尿道カテーテルの固定時に起こる問題

❶ウロバッグの重さ

　尿道カテーテルは2,000〜2,500 mL の容量の床用ウロバッグや足につけるレッグバッグに接続する．ウロバッグとカテーテルはドレナージチューブで接続されているが，尿が溜まると重く，尿道口やカテーテル固定部の皮膚に重力がかかる．常時，その重さで牽引されている状況になっている．

❷ドレナージチューブのねじれ

　尿道留置カテーテルのウロバッグはベッドの側面に吊るされることが多く，そのまま歩行をすることもあるためベッドの乗り降りのときにねじれやすい．尿道カテーテルのねじれに注意してケアを行う必要がある．

❸固定部位の皮膚のたるみ

　尿道カテーテルの固定部位は下腹部や大腿などであるが，これらは高齢者では皮膚がたるんでいる部位である．皮膚のたるみは，カテーテルがねじれるときに固定テープや皮膚も一緒に巻き込んでしまい，皮膚損傷を起こしやすい．

尿道カテーテルの固定部位

　尿道カテーテルの固定部位は，教科書的には男性なら尿道損傷防止のために下腹部，女性なら大腿部である（図7）．周術期に留置されるものは短期間のため問題は起こりにくいが，排尿困難や陰部の熱傷などで長期に留

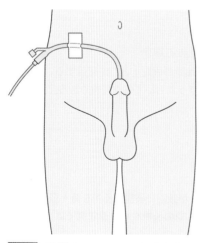
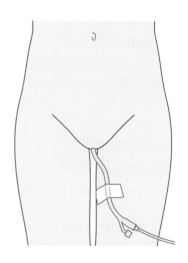

図7 尿道カテーテルの固定位置

（文献1）より作成

置される場合は後述するように固定部位や尿道口などに問題が起るため，固定部位を上下・左右に変えていく必要がある．

　また，臨床では陰茎の重さや向きが尿道損傷に影響する場面に多く遭遇する．陰茎がある程度長く下向きになる癖がある場合，教科書的に下腹部に固定しようとすると尿道口の0時方向にカテーテルが強く当たり，医療関連機器圧迫創を発生することがある．その場合は，陰茎の向く癖の方向に短期間大腿部に固定することもある．

　同じ部位に長時間圧迫が加わることで尿道を損傷しないように，固定位置をずらして陰茎の向きも変えることが必要である（**図8**）．

尿道留置カテーテル固定のポイント

❶固定用のサージカルテープの選択

　尿道留置カテーテルは，比較的短期間に抜去されることも多いため，その場合には粘着力の強いものを使用する必要はなく，体動で外れない程度の粘着力のメッシュタイプでよい．ただし，長期間留置する場合や，体動が激しい場合には伸縮タイプのものを選択する（**図9**）．

❷ねじれても皮膚障害を起こさないケア

p.156 参照．

❸実際のカテーテル固定手順

p.154 参照．

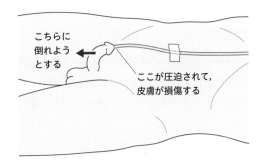

図8　陰茎の向きと尿道口の損傷

メッシュタイプ

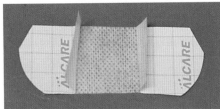

主に用いられる

伸縮タイプ

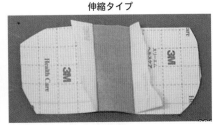

長期間の使用時に用いられる

図9　選択するテープ

2 尿道カテーテル留置中の管理

起こりうる合併症と観察項目

❶尿道カテーテルの閉塞

尿量の減少，カテーテル周囲からの尿漏れ，膀胱部の緊満の有無を観察する．また，ドレナージチューブやウロバッグ内の尿の性状，カテーテル固定の状況を確認する．

❷尿道カテーテルによる刺激

疼痛や尿意切迫感，不快感などの訴えを確認する．

❸尿道カテーテルの抜け

固定位置の確認やバルン固定水の量，固定方法を確認する．また，ドレナージチューブに足がひっかかりやすい状況がないかを確認する．

❹尿道カテーテルによる損傷

陰嚢の裏から尿道口までの皮膚，カテーテル固定部の圧迫創・ねじれによる皮膚損傷がないかを観察する．尿道口からの粘液が多いときは摩擦や刺激が加わっていることがあるので注意する．

❺固定テープによる皮膚障害

固定テープの貼布部位に水疱や紅斑がないか観察する[1]．

❻尿路感染

尿路感染を起こすと尿中の浮遊物が増加したり濁ったり，においが強くなったりする．

❼紫色採尿バッグ症候群

詳細は p.135 参照である．基本的には特別な対応は必要ないが，患者から，「袋の色がおかしい，体がおかしくなったのではないか」と不安を訴えられることがあるため，説明が必要である．

尿道カテーテル留置中の尿路感染防止のケア

尿路感染症は，院内感染において最も多い感染症であり，カテーテル関連尿路感染症が多くを占める[2]．尿道カテーテル留置中の細菌の侵入経路は，①カテーテル挿入時の尿道口や外陰部への細菌の押し込み，②尿道カテーテルと尿道の隙間からの細菌の侵入，③尿道カテーテルと排液チューブの接続部からの細菌の侵入，④ウロバッグの排出口からの細菌の侵入であるため，そのことを念頭に置いてケアをする必要がある（**図 10**）[3]．

感染対策としては**表 5**[4]，**表 6** に示すものがあるが，留置の適応を考慮し，できるだけ早期抜去の可能性を検討することが必要である．

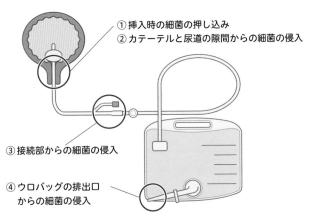

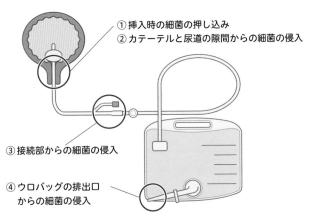

① 挿入時の細菌の押し込み
② カテーテルと尿道の隙間からの細菌の侵入

③ 接続部からの細菌の侵入

④ ウロバッグの排出口
　からの細菌の侵入

図10 カテーテル関連尿路感染の感染経路

（文献3）より作成）

表5 挿入時の感染対策

- 挿入前には手指衛生などスタンダードプリコーションを実施する
- 挿入時には無菌操作，滅菌機材を用いて行う
- 膀胱頸部や尿道の外傷を最小限にするため，可能なかぎり最小径のものを選択する
- 閉鎖式システムの製品を使用する

（文献4）より作成）

表6 留置中の感染対策

- カテーテルとウロバッグの接続部のシールは外さない
- カテーテルやチューブの折れやたわみなどによって尿の流れが妨げられないようにする
- ウロバッグは，膀胱部より低い位置で維持する
- 排出口からの感染を防ぐため，ウロバッグが床につかないようにする
- ウロバッグ内は定期的に空にする
- ウロバッグを空にするときは，採尿口の先端が容器に接触しないように，また，尿が飛散しないようにする
- シャワー浴ではあらかじめウロバッグは空にしておき，表面が濡れないようにビニール袋で覆う．
- 尿検査時は，スタンダードプリコーションの後，サンプルポートをアルコール綿で消毒し，清潔なシリンジを接続して採尿する．接続シールは外さない

参考文献

1) 山本由利子：医療用粘着テープによるスキントラブル．看護技術，57（14）：1291-6，2011．
2) 泌尿器科領域における感染制御ガイドライン作成委員会：泌尿器科領域における感染制御ガイドライン，p.6，2009．
3) 正源寺美穂：留置カテーテル管理，日本創傷・オストミー・失禁管理学会編，排泄ケアガイドブック，p.103，照林社，2017．
4) 矢野邦夫監訳：カテーテル関連尿路感染の予防のためのCDCガイドライン，2009．
・ 田中純子：尿道留置カテーテルの管理方法．谷口珠実，武田正之編著，泌尿器Care&Cure Uro-Lo別冊 下部尿路機能障害の治療とケア，p.241，メディカ出版，2017．

（山本由利子）

 Knack あれこれ

バルンの水が抜けなくなった

①バルンを破裂させる

　尿を溜める，あるいは生理食塩水を注入して，膀胱を充満させた上で，エコーガイド下に恥骨上から滅菌した細い針でバルンを穿刺して破裂させる．このとき，回収したカテーテル先を確認してバルンの破片が膀胱内に残っていないことを確認する．異物が残っている場合には，泌尿器科医が内視鏡下に取り出す．

②カテーテルを切断する

　カテーテルを切断すると抜けることがあるが，注射器による吸引が不可能になるために最後の手段である．

③それでも抜けない場合

　それでも抜けない場合には細径0.025ラジフォーカスガイドワイヤーを通すと水が抜けるようになる場合がある．

 Knack あれこれ

刺激症状が強い場合

　2wayカテーテルの使用時に膀胱刺激症状が強い場合，腎盂カテーテルの使用で刺激症状が減少する場合がある．

Knack あれこれ

尿流出がない場合

　挿入時に尿流出がない場合，20 mLチップ先カテーテルを用いて生理食塩水を注入し，抵抗なく注入可能でそのまま生理食塩水を引くことができれば，膀胱内に留置できていると考えられる．

赤字は小児用

●オールシリコーンフォーリーカテーテル
（2 ウェイ グリーンタイプ）
クリエートメディック株式会社

規格
全長 340mm
- 6Fr/1mL
- 8Fr/3mL
- 10Fr/3mL
全長 430mm
- 12Fr/5mL
- 14Fr/5mL,15mL
- 16Fr/5mL,20mL
- 18Fr/5mL,20mL
- 20Fr/10mL,30mL
- 22Fr/10mL
- 24Fr/10mL

包装単位
10 本 / 箱

保険適用区分／償還価格
- 039 膀胱留置用ディスポーザブルカテーテル
  （5）特定（Ⅱ）/ 2,090 円
- 039 膀胱留置用ディスポーザブルカテーテル

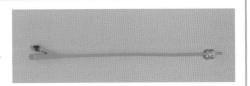

（2）2 管一般（Ⅱ）①標準型 / 561 円

特徴・使い勝手など*
標準的に使用されていると思われるカテーテルで，便宜上，本書では硬さや弾力性などはこのカテーテルを標準として記載する．

●オールシリコーンフォーリーカテーテル
（2 ウェイ 透明タイプ）
クリエートメディック株式会社

規格
全長 340mm
- 6Fr/1mL
- 8Fr/3mL
- 10Fr/3mL
全長 430mm
- 12Fr/5mL,10mL
- 14Fr/5mL,10mL,15mL
- 16Fr/5mL,10mL,20mL
- 18Fr/5mL,10mL,20mL
- 20Fr/10mL,30mL
- 22Fr/10mL,30mL
- 24Fr/10mL,30mL
- 26Fr/10mL,30mL

包装単位
10 本 / 箱

保険適用区分／償還価格
- 039 膀胱留置用ディスポーザブルカテーテル
  （5）特定（Ⅱ）/ 2,090 円
- 039 膀胱留置用ディスポーザブルカ

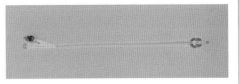

テーテル
（2）2 管一般（Ⅱ）①標準型 / 561 円

特徴・使い勝手など*
カテーテルが透明のため，カテーテル内に詰まった不純物などの観察が可能になっている．グリーンタイプよりわずかに弾力的な印象であるが，実際にはほぼ同等である．

●オールシリコーンフォーリートレイキット
クリエートメディック株式会社

規格
カテーテル長 430mm
インレットチューブ長 1,200mm
採尿バッグ容量 2,500mL
- 12Fr/5mL,10mL
- 14Fr/5mL,10mL
- 16Fr/5mL,10mL
- 18Fr/5mL,10mL
- 20Fr/10mL
- 22Fr/10mL
- 24Fr/10mL

包装単位
10 キット / 箱

保険適用区分／償還価格
- 039 膀胱留置用ディスポーザブルカテーテル
  （2）2 管一般（Ⅱ）①標準型 / 561 円

特徴・使い勝手など*
同社の標準キットで，カテーテルやウロバッグに加えて消毒薬以外の手袋や固定

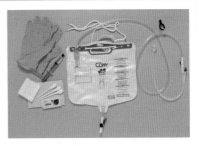

液等は内包されているため経済的．内包されているカテーテルは同社の 2 way 透明タイプのもので，採尿バッグの容量は 2,500mL．

＊編者の使用経験を中心に記載．

●オールシリコーンフォーリートレイキット
（BC 液付）

クリエートメディック株式会社

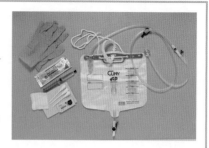

規格
カテーテル長 430mm
インレットチューブ長 1,200mm
採尿バッグ 2,500mL

- 12Fr/5mL,10mL
- 14Fr/5mL,10mL
- 16Fr/5mL,10mL
- 18Fr/5mL,10mL
- 20Fr/10mL
- 22Fr/10mL
- 24Fr/10mL

包装単位

10 キット / 箱

保険適用区分／償還価格

- 039 膀胱留置用ディスポーザブルカテーテル
  （2）2 管一般（Ⅱ）②閉鎖式導尿システム / 645 円

特徴・使い勝手など*

標準トレイキットに，消毒薬も内包したもの.

●オールシリコーンフォーリートレイキット
（ローフロアー）

クリエートメディック株式会社

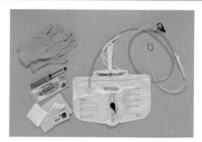

規格
カテーテル長 430mm
インレットチューブ長 1,200mm
採尿バッグ容量 2,000mL

- 12Fr/5mL,10mL
- 14Fr/5mL,10mL
- 16Fr/5mL,10mL
- 18Fr/5mL,10mL
- 20Fr/10mL
- 22Fr/10mL
- 24Fr/10mL

包装単位

10 キット / 箱

保険適用区分／償還価格

- 039 膀胱留置用ディスポーザブルカテーテル
  （2）2 管一般（Ⅱ）②閉鎖式導尿システム / 645 円

特徴・使い勝手など*

採尿バッグがコンパクトに設計されており，低い高低差での使用に適する. 2,000mL までの蓄尿が可能. 消毒薬付き.

●オールシリコーンフォーリートレイキット
（精密尿量計バッグ付）

クリエートメディック株式会社

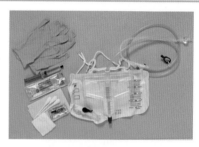

規格
精密尿量計 350 m L+ バッグ本体 2,000mL

- ●カテーテル長 430mm
  インレットチューブ長 1,200mm
  - 12Fr/5mL,10mL
  - 14Fr/5mL,10mL
  - 16Fr/5mL,10mL
  - 20Fr/10mL
- ●カテーテル長 430mm
  インレットチューブ長 1,600mm
  - 12Fr/10mL

- 14Fr/10mL
- 16Fr/10mL

包装単位

5 キット / 箱

保険適用区分／償還価格

- 039 膀胱留置用ディスポーザブルカテーテル
  （2）2 管一般（Ⅱ）②閉鎖式導尿システム / 645 円

特徴・使い勝手など*

1 mL 単位からの尿量確認が可能なため，手術中など全身管理のために尿量を正確に管理する必要がある場面での使用に適する. 消毒薬付き.

＊編者の使用経験を中心に記載.

●オールシリコーンフォーリーカテーテル（タイプ CU クローズドタイプ）

クリエートメディック株式会社

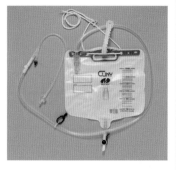

規格
カテーテル長 430mm
採尿バック容量 2500mL
- 12Fr/5mL,10mL
- 14Fr/5mL,10mL,15mL
- 16Fr/5mL,10mL,20mL
- 18Fr/5mL,10mL,20mL
- 20Fr/10mL,30mL
- 22Fr/10mL,30mL
- 24Fr/10mL,30mL
- 26Fr/10mL

包装単位
10 セット / 箱

保険適用区分／償還価格
- 039 膀胱留置用ディスポーザブルカテーテル
  （2）2 管一般（Ⅱ）①標準型 / 561 円

特徴・使い勝手など*
当初からカテーテルと採尿バッグを一体化させて閉鎖回路とし，採尿もカテーテル途中から解放することなく可能ように工夫されている．しかし，長期留置における感染予防効果に関して他のカテーテルと同様に考えておくようにしている．

●ニプロラテックスフォーリーカテーテル S

ニプロ株式会社

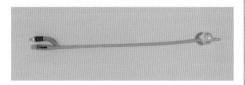

規格
全長 6〜10Fr：280mm
　　　12Fr〜：400mm
- 6Fr/3mL
- 8Fr/5mL
- 10Fr/5mL
- 12Fr/10mL
- 14Fr/10mL
- 16Fr/10mL
- 18Fr/10mL
- 20Fr/10mL
- 22Fr/10mL
- 24Fr/10mL
- 26Fr/10mL
- 14Fr/30mL
- 16Fr/30mL
- 18Fr/30mL
- 20Fr/30mL
- 22Fr/30mL
- 24Fr/30mL
- 26Fr/30mL
- 28Fr/30mL
- 30Fr/30mL

包装単位
10 本

保険適用区分／償還価格
- 018 膀胱留置用ディスポーザブルカテーテル (4) 特定（Ⅰ）／741 円
- 018 膀胱留置用ディスポーザブルカテーテル (1) 2 管一般（1）①標準型／561 円

特徴・使い勝手など*
ラテックス性，標準より弾力的でコシが柔らかい．

●シリコーンフォーリーカテーテル

ニプロ株式会社

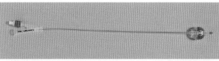
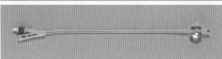

規格
全長 6〜10Fr：330mm
　　　12Fr〜：420mm
- 6Fr/1.5mL
- 8Fr/3mL
- 10Fr/3mL
- 12Fr/5mL
- 14Fr/10mL
- 16Fr/10mL
- 18Fr/10mL
- 20Fr/10mL
- 22Fr/10mL
- 24Fr/10mL
- 26Fr/10mL
- 14Fr/30mL
- 16Fr/30mL
- 18Fr/30mL
- 20Fr/30mL
- 22Fr/30mL
- 24Fr/30mL
- 26Fr/30mL

包装単位
10 本

保険適用区分／償還価格
- 018 膀胱留置用ディスポーザブルカテーテル (5) 特定（Ⅱ）／2,090 円
- 018 膀胱留置用ディスポーザブルカテーテル (2) 2 管一般（Ⅱ）①標準型／561 円

特徴・使い勝手など*
シリコン製，ラテックス性と同等の弾力性で標準よりコシが柔らかい．透明でカテーテル内の観察が可能．

＊編者の使用経験を中心に記載．

●抗菌フォーリーカテーテル

ニプロ株式会社

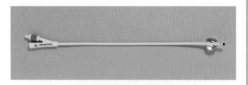

規格
全長 8〜10Fr：330mm
　　　12Fr〜：420mm
- 8Fr/3mL
- 10Fr/3mL
- 12Fr/5mL
- 14Fr/10mL
- 16Fr/10mL
- 18Fr/10mL
- 20Fr/10mL
- 22Fr/10mL
- 24Fr/10mL
- 26Fr/10mL
- 14Fr/30mL
- 16Fr/30mL
- 18Fr/30mL
- 20Fr/30mL
- 22Fr/30mL
- 24Fr/30mL
- 26Fr/30mL

包装単位
10 本

保険適用区分／償還価格
- 018 膀胱留置用ディスポーザブルカテーテル（3）2 管一般（Ⅲ）① 標準型／1,650 円

特徴・使い勝手など*
シリコン製，抗菌加工されたもの.

●抗菌フォーリーカテーテル Kit

ニプロ株式会社

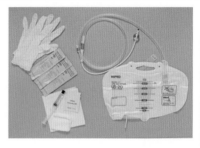

規格
全長 420mm
- 12Fr/5mL
- 14Fr/10mL
- 16Fr/10mL
- 18Fr/10mL
- 20Fr/10mL

包装単位
5 本

保険適用区分／償還価格
- 018 膀胱留置用ディスポーザブルカテーテル（3）2 管一般（Ⅲ）② 閉鎖式導尿システム／1,720 円

特徴・使い勝手など*
同社の抗菌シリコン製カテーテルに，採

尿バッグや手袋，消毒薬や固定液などが内包されて経済的である.

●トップラテックスバルーン

株式会社トップ

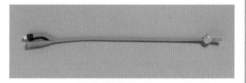

規格
全長 300mm
- 8Fr/3mL
- 10Fr/3mL
全長 400mm
- 12Fr/5mL
- 14Fr/5mL
- 16Fr/5mL
- 18Fr/5mL
- 20Fr/5mL
- 22Fr/5mL
- 24Fr/5mL
- 18Fr/30mL
- 20Fr/30mL

包装単位
10 本／箱

保険適用区分
- 039 膀胱留置用ディスポーザブルカテーテル

特徴・使い勝手など*
ラテックス性，コシは標準より弱い.

＊編者の使用経験を中心に記載.

●トップ SC ラテックスバルーン

株式会社トップ

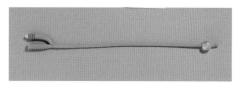

規格
全長 300mm
- 8Fr/3mL
- 10Fr/3mL

全長 400mm
- 12Fr/5mL
- 14Fr/5mL
- 16Fr/5mL
- 18Fr/5mL
- 20Fr/5mL
- 22Fr/5mL
- 24Fr/5mL

- 26Fr/5mL
- 28Fr/5mL
- 12Fr/30mL
- 14Fr/30mL
- 16Fr/30mL
- 18Fr/30mL
- 20Fr/30mL
- 22Fr/30mL
- 24Fr/30mL

包装単位
10 本 / 箱

保険適用区分
- 039 膀胱留置用ディスポーザブルカテーテル

特徴・使い勝手など*
ラテックス性のカテーテルにシリコンコーティングをしたもの．コシは標準より弱い．

●トップラテックスバルーン親水性加工付

株式会社トップ

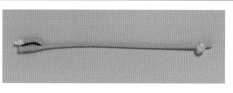

テーテル

規格
全長 400mm
- 12Fr/5mL
- 14Fr/5mL
- 16Fr/5mL
- 18Fr/5mL
- 20Fr/5mL
- 22Fr/5mL
- 24Fr/5mL

- 16Fr/30mL
- 18Fr/30mL
- 20Fr/30mL

包装単位
10 本 / 箱

保険適用区分
- 039 膀胱留置用ディスポーザブルカ

特徴・使い勝手など*
ラテックス性のカテーテルに親水加工をしたもの．同社の他のラテックス性のカテーテルに比べてわずかにコシが強く，標準とほぼ同等．

●トップオールシリコーンフォーリーカテーテル（ブルー）

株式会社トップ

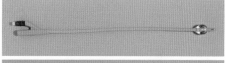

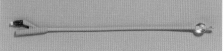

規格
全長 400mm
- 12Fr/5mL
- 14Fr/5mL
- 16Fr/5mL
- 18Fr/5mL
- 20Fr/5mL
- 22Fr/5mL

- 24Fr/5mL

包装単位
10 本 / 箱

保険適用区分
- 039 膀胱留置用ディスポーザブルカテーテル

特徴・使い勝手など*
シリコン製，標準に比べてコシが強い．

●トップオールシリコーンフォーリーカテーテル（透明）

株式会社トップ

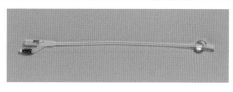

テーテル

規格
全長 300mm
- 8Fr/3mL
- 10Fr/3mL

全長 400mm
- 12Fr/5mL
- 14Fr/5mL
- 16Fr/5mL
- 18Fr/5mL

- 20Fr/5mL
- 22Fr/5mL
- 24Fr/5mL

包装単位
10 本 / 箱

保険適用区分
- 039 膀胱留置用ディスポーザブルカ

特徴・使い勝手など*
シリコン製でカテーテル内の観察が可能．コシの強さはブルーと同等．

＊編者の使用経験を中心に記載．

（松木孝和）

尿道カテーテル 3way

適応

1 ▶ 3way カテーテルの適応

カテーテルの特徴

3way カテーテルとは，メインの尿の流出路とカフの固定水の通路に加えて，灌流液の通路の合計 3 つの通り道がある膀胱内留置カテーテルのことである．3way カテーテルは生理食塩水による膀胱内の持続的な灌流が可能であり，膀胱洗浄を目的として使用する．

カテーテルの使用目的

一般的に尿道カテーテルの内腔は狭く，容易に閉塞をきたすため，生理食塩水による灌流の目的はこの閉塞を予防することである．閉塞の原因としては，凝血塊，結石，膀胱内浮遊物などがある．したがって，実際に閉塞をきたした場合，または閉塞のリスクが高いと予想される場合に 3way カテーテルの留置を行う．

具体的には経尿道的膀胱腫瘍切除術や経尿道的前立腺切除術など，凝血塊形成の可能性がある場合や塩類尿で 2way カテーテルが頻回に閉塞する場合などである．

2 ▶ 3way カテーテルを用いた膀胱洗浄

3way カテーテル は生理食塩水を体外から注入するため，2way カテーテルより外部との交通が多くなる．また，かつては尿路感染症予防を目的とした膀胱洗浄が行われていたが，膀胱洗浄が細菌を減少させるというエビデンスはなく，『カテーテル関連尿路感染の予防のための CDC ガイドライン 2009』や『泌尿器科領域における感染制御ガイドライ

ン』（泌尿器科学会）では，尿路感染予防目的の膀胱洗浄は推奨されていない．

したがって，感染予防の観点からは 2way タイプのほうが望ましく，3way カテーテル留置の選択には泌尿器科医による判断が必要である．

(松岡祐貴)

使用・管理方法

1 | カテーテルの挿入

　カテーテル選択の際は同じ外径で2wayタイプと3wayタイプを比べた場合，メインの流出路は3wayタイプのほうが狭くなること

に注意が必要である．挿入は2way尿道カテーテルと同様の手順で行う（p.4参照）．

2 | 生理食塩水の滴下

　挿入が完了したら洗浄用点滴ルートを3wayカテーテルの洗浄用注入口に接続し，生理食塩水の滴下を開始する（**図1**）．このとき輸液ポンプを使用すると，カテーテルの流出路が閉塞した場合でも生理食塩水が注入

され続けてしまい，膀胱の過伸展につながるため，自然滴下が望ましい．

　尿の性状（血尿の程度，血塊の有無，混濁の程度など）を観察しながら滴下速度を調整する．

3 | 尿量の計算

　尿量はウロバッグへの流出量から生理食塩水の注入量を引いた量で計算する．流出量が注入量より少ない場合は，カテーテルの閉塞

などトラブルが起こっている可能性があるため，注意が必要である．

（松岡祐貴）

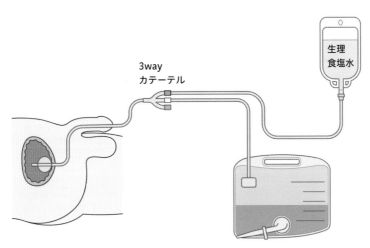

図1 3wayカテーテルへの生理食塩水の滴下

!) トラブルとその対処法

1 | 3way カテーテルのトラブルの特徴

3way カテーテルは，血尿や膀胱内沈殿物などさまざまな理由でカテーテルが詰まる 2way カテーテルの問題を解決するために工夫されたものであるため，基本的なトラブルの内容は 2way カテーテルに準じる．一方で，3way カテーテルを用いてもなおカテーテルが閉塞するような場合の対応に関して工夫が必要となる．

2 | 膿尿・膀胱内沈殿物による閉塞

寝たきりの患者にカテーテルを留置した場合，慢性膀胱炎の発症などから沈殿物が堆積して閉塞する場合がある．生理食塩水で持続灌流を行うと状況は改善されるが，急性期病院から介護施設に至るまで，いつ終わるともしれない膀胱の持続灌流を維持することはできないという現実的な問題がある．これに関する効果的な問題解決方法は，現在示されていない．

経験的な対応方法として，**表1**に示す対応などが試みられているが，全身状態が悪い患者も多いため，ケースごとにどの方法が可能であるか検討する必要がある．

表1 膿尿・膀胱内沈殿物による閉塞への対応の例

- 水分摂取をしっかりと行う
- 尿道カテーテルの素材を確認し，シルバーコーティングなどの製品に変更する
- 持続灌流が困難な場合には 3way はむしろ内腔が狭く詰まりやすい場合もあるので，灌流持続が困難な場合には 2way に戻すことも検討する
- 100％クランベリージュースによって尿の pH を変え，沈殿物を減少させる試みがある
- カテーテル抜去を行い，自排尿がみられればカテーテルなしでの自排尿管理とする
- カテーテル抜去を行い，看護師などによる間欠導尿で対応する
- 沈殿物の回避のために膀胱瘻を腹壁側から通して，膀胱内に溜まった尿の上澄み側を拾い，沈殿物をカテーテルが拾うことを避ける

3 血尿による閉塞

3way カテーテルによる還流を行ってもカテーテルが閉塞するほどの血尿は，専門医療機関以外での管理は不可能である．ただちに入院可能な泌尿器科医療機関へ紹介する．抗凝固薬を内服している場合には，ただちに休薬することを検討する．

泌尿器科の専門医療機関においては，出血原因を同定し，止血操作が可能であれば止血を試みる．出血原因が解除できないと判断された場合には，保存的にカテーテル留置のまま対応することになる．

生理食塩水で灌流を行っても出血のコントロールができない場合には，**表2**に示すような薬剤の灌流や直接投与を行うことで直接止血を試みる場合があるが，残念ながら王道はない．投与時には，それぞれの薬剤の特徴に応じた副作用への注意が必要となる．水酸化アルミニウムマグネシウム合剤（マーロックス®）やミョウバンは副作用も少なく，検討してみてもよい方法と考える．

それでも出血がコントロールできない場合には，内腸骨動脈の選択的塞栓術や膀胱全摘除術が行われた例も報告されている．また，高圧酸素療法が有効との報告もある．

表2 止血に用いる薬剤

・水酸化アルミニウムマグネシウム合剤
　（マーロックス®）
・ミョウバン
・硝酸銀
・プロスタグランジン

以下の2つは麻酔下に行い，膀胱萎縮も必発である
・ホルマリン
・フェノール

（文献1）より作成）

こんなときは専門医へ相談しよう

・挿入時にカテーテル先端に血液が付着した場合
・カテーテルの閉塞が改善しない場合
・発熱を併発する場合
・外性器・尿道口の炎症・外傷が悪化傾向の場合
・カテーテルが抜けなくなった場合

参考文献

1）宮前公一他：血塊による膀胱タンポナーデの臨床的検討．日本泌尿器科学会雑誌，97（5）：743-747，2006．

（松木孝和）

ナースによる日常管理

1 ｜ 3way カテーテルの固定の問題と対策

　3way カテーテルには滴下生理食塩水の流入のための接続部があり，2way カテーテルより口径が太い形状である．しかし，2way カテーテル（p.12）と同様に，確実な固定とドレナージチューブのねじれには注意する必要がある．接続部が幅広いため，皮膚が脆弱な場合は，置いてあるだけで皮膚に圧迫斑や紅斑を起こすことがある．紅斑は褥瘡（医療関連機器圧迫創）の一歩手前の状態であり，圧迫斑があるときは薄いクッション材を皮膚に貼ったり，カテーテル側に巻きつけたりする（図2）.

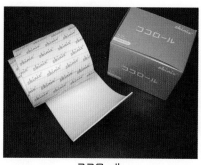
ココロール

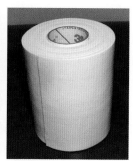
3M™ マイクロフォーム™
サージカルテープ

図2　皮膚に貼付するクッション材

2 ｜ 3way カテーテル留置中の管理

尿量の記録

　2way カテーテルとの違いは，滴下生理食塩水の流量とバッグ内への流出量の管理が必要となることである．時間尿量は，バッグ内流出量から滴下生理食塩水量を差し引いて記録しておく.

観察項目と起こりうる合併症

　2way カテーテル（p.14）の観察項目に加えて，以下の項目の観察が必要である．3way カテーテルは特殊な状況下での使用のため，主にカテーテル閉塞が観察の中心となる.

❶注入量と排出量

　凝血などで排出側の内腔が閉塞すると膀胱に充満してしまうので，洗浄が機能しているかどうか観察する．尿量を計算して，注入量と排出量が同等かどうかを確認する．詰まっていれば注入量に比べて排出量が減少し，膀

胱部が緊満する.

❷血尿の程度

上記のカテーテル閉塞が起こらないよう

に, 血尿の程度を観察する（図3). カテーテルの閉塞を起こす血尿は, 凝血が混じり透明性がなく黒色に近い色である.

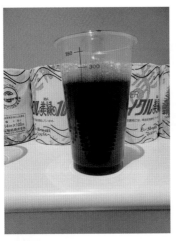 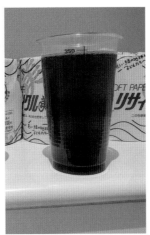

図3 カテーテルの閉塞を起こす血尿（左）と起こさない血尿（右）

3 カテーテルの閉塞が疑われる場合

カテーテルの閉塞が疑われる場合は, カテーテルをミルキングしたり吸引したりして, 凝血の排出を試みる. 排出されないよう

なら, 速やかに主治医に連絡する.

（山本由利子）

主な製品とその特徴

●オールシリコーンフォーリーカテーテル（3ウェイ グリーンタイプ）

クリエートメディック株式会社

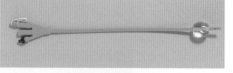

規格
全長 430mm
- 16Fr/20mL
- 18Fr/20mL
- 20Fr/20mL
- 22Fr/20mL
- 24Fr/20mL

包装単位
10 本/箱

保険適用区分／償還価格
- 039 膀胱留置用ディスポーザブルカテーテル
  (5) 特定（Ⅱ）／2,090 円

特徴・使い勝手など*
標準の 2 way に対してコシはかなり強い.
バルンは 20mL 固定.

●オールシリコーンフォーリーカテーテル（3ウェイ 透明タイプ）

クリエートメディック株式会社

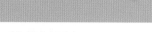

規格
全長 430mm
- 14Fr/15mL
- 16Fr/20mL
- 18Fr/20mL
- 20Fr/30mL
- 22Fr/30mL
- 24Fr/30mL

包装単位
10 本/箱

保険適用区分／償還価格
- 039 膀胱留置用ディスポーザブルカテーテル
  (5) 特定（Ⅱ）／2,090 円

特徴・使い勝手など*
標準の 2 way に対してコシはかなり強い.
透明のためにカテーテル内の観察が可能.

●オールシリコーンフォーリーカテーテル（ヘマチュリアバルーンカテーテル●ヘマチュリアストレートラウンドチップ）

クリエートメディック株式会社

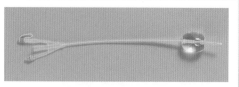

規格
全長 420mm
- 18Fr/50mL
- 20Fr/60mL
- 22Fr/60mL
- 24Fr/70mL

包装単位
10 本/箱

保険適用区分／償還価格
- 039 膀胱留置用ディスポーザブルカテーテル
  (6) 圧迫止血／4,610 円

特徴・使い勝手など*
バルンの固定液容量が 50〜70mL で,
大きく膨らませることができるために血
塊の影響を受けにくい. また, バルンか
らの先端が長く, 尿流出口が通常の 3
way に比べて 1.5 倍程度と大きく, 血塊
で詰まりにくい工夫がされている.

●オールシリコーンフォーリーカテーテル（ヘマチュリアバルーンカテーテル●ヘマチュリアストレートホイッスルチップ）

クリエートメディック株式会社

規格
全長 420mm
- 20Fr/60mL
- 22Fr/60mL

包装単位
10 本/箱

保険適用区分／償還価格
- 039 膀胱留置用ディスポーザブルカテーテル
  (6) 圧迫止血／4,610 円

特徴・使い勝手など*
ラウンドチップに加え, さらに先端に近
いところにもう 1 つ斜めに穴が開いてい
るために, 血尿に対する操作がしやすく
なっている. 詰まりやすい血尿に対して
最も工夫されたものとなっている.

＊編者の使用経験を中心に記載.

●オールシリコーンフォーリーカテーテル（ヘマチュリアバルーンカテーテル●ヘマチュリアアングルラウンドチップ）

クリエートメディック株式会社

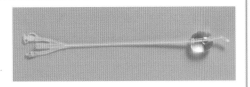

規格

全長 420mm
- 20Fr/60mL
- 22Fr/60mL

包装単位

10 本 / 箱

保険適用区分／償還価格
- 039 膀胱留置用ディスポーザブルカテーテル
  (6) 圧迫止血 / 4,610 円

特徴・使い勝手など*

先端がストレートではなく，チーマンカテーテルのように曲げられているが，極端に硬くはない．

●オールシリコーンフォーリーカテーテル（ヘマチュリアバルーンカテーテル●ヘマチュリアアングルホイッスルチップ）

クリエートメディック株式会社

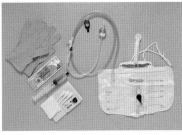

規格

全長 420mm
- 18Fr/50mL
- 20Fr/60mL
- 22Fr/60mL
- 24Fr/70mL

包装単位

10 本 / 箱

保険適用区分／償還価格
- 039 膀胱留置用ディスポーザブルカテーテル

(6) 圧迫止血 / 4,610 円

特徴・使い勝手など*

先端がストレートではなく，チーマンカテーテルのように曲げられているが，極端に硬くはない．

●オールシリコーンフォーリートレイキット（3 ウェイ）

クリエートメディック株式会社

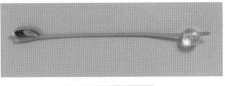

規格

カテーテル長 430mm
インレットチューブ長 1,200mm
採尿バッグ 2,000mL
- 14Fr/15mL
- 16Fr/20mL
- 18Fr/20mL
- 20Fr/30mL

包装単位

10 キット / 箱

保険適用区分／償還価格
- 039 膀胱留置用ディスポーザブルカテーテル
  (5) 特定（Ⅱ）/ 2,090 円

特徴・使い勝手など*

標準のシリコン 3 way カテーテルに採尿バッグ，手袋や固定液に加えて消毒薬も内包されており経済的．

●ニプロラテックスフォーリーカテーテル S

ニプロ株式会社

規格

全長 400mL
- 16Fr/30mL
- 18Fr/30mL
- 20Fr/30mL
- 22Fr/30mL
- 24Fr/30mL
- 26Fr/30mL

包装単位

10 本

保険適用区分／償還価格
- 018 膀胱留置用ディスポーザブルカテーテル
  (4) 特定（Ⅰ）/ 741 円

特徴・使い勝手など*

ラテックス製．コシは標準より柔らかい．尿流出口は 3ヵ所あるが，穴が小さいために詰まりやすい印象がある．

＊編者の使用経験を中心に記載．

●シリコーンフォーリーカテーテル
ニプロ株式会社

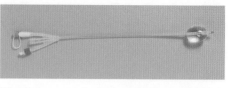

規格
全長 410mm
- 14Fr/30mL
- 16Fr/30mL
- 18Fr/30mL
- 20Fr/30mL
- 22Fr/30mL
- 24Fr/30mL
- 26Fr/30mL

包装単位
10 本

保険適用区分／償還価格
- 018 膀胱留置用ディスポーザブルカ
  テーテル
  （5）特定（Ⅱ）／2,090 円

特徴・使い勝手など*＊

シリコン製で，標準よりコシは軟らかい．
ラテックス製の製品と同様，尿流出口が
小さいために血塊の影響を受けやすい印
象がある．

＊編者の使用経験を中心に記載．

（松木孝和）

ネラトンカテーテル

適　応

1 ネラトンカテーテルの歴史

　ネラトンカテーテル（nelaton catheter）とは，ゴム製やシリコン製などで，先端が鋭くないカテーテルのことを指す．その歴史は古く，およそ 2,000 年前に栄えた古代ローマ帝国の遺跡から世界最古のカテーテルが発見されているが，このカテーテルは青銅製で膀胱や尿管の結石をとり除くために使用したと推測されている．10 世紀頃には軟らかい革や布製のカテーテルが主流になり，さらに 19 世紀にフランスの医師オーギュスト・ネラトン（1807-1873）がゴム製の「ネラトンカテーテル」を発明すると，それまでの器具ととって代わった．日本では，北川龍一と川口信久が 1963 年にシリコンカテーテルを共同開発している．

2 ネラトンカテーテルの使用目的

　経尿道的に膀胱内に挿入して使用されるが，経肛門的に下部消化管に挿入し，減圧や腸管内容物の排出，造影剤の注入などに使用されることもある（表 1）．泌尿器科領域におけるネラトンカテーテルの適応は，厚生労働大臣が基準を定めて指定する医療機器の使用目的基準では，他の泌尿器系カテーテルとともに，「尿道経由で膀胱に挿入又は留置し，導尿又は圧迫止血，膀胱洗浄用等に用いる」とされている．他の泌尿器系カテーテルと違い，ほとんどが単回使用の使い捨てで，膀胱や尿道に留置することはほとんどない．

表 1 ネラトンカテーテルの主な用途

膀胱	膀胱内に挿入し，導尿や採尿，膀胱洗浄などを行う
分泌物吸引	管内や口腔，鼻腔，咽頭部などの分泌物を吸引する
下部消化管	直腸などに挿入し，腸の内容物の排出，造影剤などを注入する
体腔	胸腔，腹腔などへの洗浄液や薬剤を注入する
その他	膿瘍腔のドレナージを行う

（松岡祐貴）

34

使用・管理方法

1 ネラトンカテーテルの種類

ネラトンカテーテルには，先端が1孔式，2孔式，開口2孔式，開口1孔式などさまざまなタイプがある．また，シリンジとそのまま接続が可能なものやアダプター付のもの，液垂れを止めるためのツバがついているものもあり，用途により選択する．一般に成人の導尿では12〜16 Fr のものが用いられることが多い．

2 ネラトンカテーテルによる導尿の手順

基本的な尿道カテーテル操作に準じて表2の手順で行う．

表2 ネラトンカテーテルによる導尿の手順

①外尿道口を消毒し，清潔操作で行う
②男性の尿道は球部で屈曲があるため，陰茎を牽引し，なるべく直線化することを意識する
③盲目的な操作なので，過度な力をかけることは避け，一定の圧をかけながらゆっくりと進める
④患者が力んだり，いきんだりすると挿入しにくくなるため，深呼吸を促し，緊張をとる
⑤尿の流出が確認できたら流出側のカテーテルを尿器や検査コップに入れる
⑥尿の流出がなくなればゆっくりとカテーテルを抜去する

（松岡祐貴）

ⓘ トラブルとその対処法

1 ネラトンカテーテルのトラブルとは

ネラトンカテーテルは尿閉などがみられた場合に，一過性に膀胱からの尿排泄を試みたり，神経因性膀胱などが原因で残尿量が増加した患者に対して間欠自己導尿を行う際に使用する．前者は医師・看護師による操作，後者は患者自身による操作となる．

ネラトンカテーテルは留置を前提としていないため，トラブルは挿入操作に伴うものに限られる．基本的な挿入操作などのトラブルに関しては2wayカテーテルに準じる（p.6参照）．

ここでは，特にネラトンカテーテルの使用時に想定されるトラブルとその対処法について紹介する．

2 挿入が困難

挿入が困難な場合には，尿道へのゼリー挿入方法を検討する（p.5参照）．また，径の細いカテーテルで試してみるとよい．場合によっては，硬くてコシの強いカテーテルや逆に軟らかいカテーテルだと入ることがある．また，チーマンカテーテルを試してみることも有効である．

3 長期の間欠導尿に伴う慢性の尿道狭窄症

間欠導尿の期間が長期にわたってくると，尿道狭窄症が発生してカテーテルの挿入が困難になってくる例がある．そのようなときには，まずは操作方法が適切かどうか（尿道を十分伸展して挿入できているか？　ゼリーをきちんと使用して操作が行われているか？　など），実際に手技を行ってもらって確認する．

また，サイズの小さいネラトンカテーテルでならば挿入可能かどうか確認する．細いカテーテルでも挿入が困難になってきた場合には，泌尿器科医へ紹介する．泌尿器科では，尿道狭窄の場所や程度を評価して，狭窄が一部の場合には内尿道切開術を検討する．尿道狭窄の範囲が長い場合には，内尿道切開術の手術成績は下がるので，手術による問題解決が困難になった時点で膀胱瘻による管理を検討する．

4 外尿道口の確認が困難

　男性は真性包茎の場合，外尿道口の確認が困難となる．十分消毒が可能であれば包皮越しに外尿道口を探ったのちに，盲目的に挿入することも可能であるが，しっかりとした消毒が困難なことも多く，その場合には背面切開などの包茎手術を検討する．

5 感染症

　特に間欠自己導尿の際に頻繁な感染症がみられる場合には，**表3**に示した点などに注意する．

表3 間欠自己導尿時の感染症予防に関する注意点

- ・手指を十分手洗いして行っているか
- ・尿道口などの消毒はしっかりとできているか
- ・水分摂取量は確保されているか
- ・導尿回数を増やす必要はないか
- ・尿路結石など他に尿路感染症の原因となる状態はないか

 こんなときは専門医へ相談しよう

- ・挿入時にカテーテル先端に血液が付着した場合
- ・カテーテルの挿入ができなかった場合

（松木孝和）

💡 **Knack あれこれ**

男性の真性包茎の場合の消毒方法
　消毒液を注射器に吸って狭い包皮輪の部分に差し込み注入する．その後，狭くなっている包皮輪をつまんだのちに亀頭を包皮越しにもんで消毒液をなじませる．注射器がない場合には，消毒液をたらし込む場合もある．

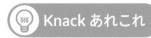

導尿のコツ①　男性

　包皮をめくり，外尿道口を親指と人差し指で軽く広げつつ，包皮が戻らないように親指と人差し指で包皮を押さえる．同時に中指と薬指で陰茎軸をつまんで引っぱり，陰茎を固定した状態でカテーテル操作を行う．

　包茎で包皮が滑って陰茎の把持が困難な場合は，包皮をめくった状態で包皮から陰茎をガーゼで軽く巻いてから把持すると，包皮が包茎状態にもどりにくい．真正包茎では外尿道口の観察が困難なことが多いが，包皮下をカテーテルが滑っていかないように左手で亀頭をつぶすように包皮ごと強く陰茎をもち，カテーテルが環状溝のほうに逃げないようにしながら挿入するとよい．

　下腹部の浮腫が著明な場合などで陰茎が埋没しているときは，清潔手袋を使用して用手的に埋没陰茎の根元の周囲を押し込んで陰茎を露出してから外尿道口を確認する．

　尿道損傷があるときには多量の出血をみることがあるが，陰茎の直下のあたりをガーゼで縛って尿道を閉鎖することで，出血は最小限におさめることができる．他院へ搬送する前には陰茎をしっかりと縛っておくとよい．

導尿のコツ②　女性

　外尿道口が観察しにくい場合には，仰臥位で両踵を殿部に近づけるように膝を立てると外尿道口の観察が容易になる場合が多い．まったく外尿道口がみえないときには，指にゼリーをつけて腟壁12時を探り，凹んだ部分を用手的に探り，そのまま指でガイドしながら挿入する．

ナースによる日常管理

1 ｜ 看護師による使用

　ネラトンカテーテルが必要とされる場面の
ひとつに，主に看護師による清潔導尿があ
る．検査で清潔尿の採取が必要なときや，尿
道留置カテーテル抜去後に残尿を確認すると
きにネラトンカテーテルを使用する．また，
留置カテーテルでは内腔が狭く詰まりやすい
ときに，一時的にネラトンカテーテルを留置
することがある（後述）．

導尿の方法

　まず，導尿に必要な物品は**表4**のとおり
である．

❶手順

1. 患者に導尿の必要性について説明を行い，
理解を得る
2. 必要物品（**表4**）をそろえる（すぐ手に
とれるように手元に置く）
3. 患者の体位をとり，殿部に処置用シーツ
を敷く（消毒液の垂れ込みを防ぐため）
4. 陰部以外はバスタオルやタオルケットで
覆い，不要な露出を避ける
5. 手指消毒を行い，必要時マスク，ガウン，
ゴーグル，手袋を装着する
6. 鑷子で消毒液を浸した綿球をもち，陰部
を消毒する
　※男性：陰茎を垂直にもち上げ，尿道口
　　の中心から外に向けて円を描くように
　　消毒する
　※女性：片手で陰唇を開け，尿道口から

肛門側に向けて消毒する
　※一方向に消毒する．
7. カテーテルを鑷子でとり，カテーテル先
端に潤滑剤を塗布した後，尿道口に挿入
する（滅菌手袋をつけた際は，直接カ
テーテルを手にもち挿入する）
　※男性：片方の手で陰茎を垂直にもち上
　　げ，カテーテルの先端から2〜3 cmく
　　らいの部分を鑷子でつかみ，尿道口か
　　らゆっくり一定の圧をかけながら挿入
　　する．このとき，患者には深呼吸を促
　　す．抵抗が強いときは無理に入れず，
　　主治医に報告する
　※女性：小陰唇を開いて腟口を確認し，
　　上部にある尿道口からカテーテルを
　　ゆっくり挿入する（腟口の横に尿道口
　　がある患者もいるので，懐中電灯など
　　で確認してもよい）
8. 尿がカテーテルから出始めたら，さらに
2 cmほど中に進めた後，尿器内に先端を
入れる
9. 尿が出なくなるまでカテーテルを保持す
る
10. 尿が出なくなったら5 mm程度ずつゆっ
くり引き抜き，膀胱内を空虚にする
11. 10を3回程度行い，尿が出なくなれば
ゆっくりカテーテルを引き抜く
12. 患者の衣服を整える
13. 後始末を行う
14. 記録を行う

表4	導尿の必要物品

- ネラトンカテーテル
- 消毒液
- ゼリー
- 滅菌綿球
- 鑷子*
- 滅菌手袋*
- ガウン，マスク，ゴーグル*
- 尿器・処置シーツ

＊あれば望ましいもの

ネラトンカテーテルを腹部に固定する場合

　代用膀胱（自己導尿型）の場合，通常のバルン留置カテーテルでは内腔が狭く代用膀胱特有の腸粘液で詰まる場合がある．その場合，バルンを有しないカテーテルで管理することがある．そのような場合の固定の手順は表5のとおりである．

表5	ネラトンカテーテルの固定の手順

①平織テープもしくは絹製の縫合糸（No.1）を2本準備し，カテーテルに2重に巻きつける
②男性の場合，陰茎にガーゼを巻きつけ，その上に平織テープもしくは糸を沿わせ，ガーゼと平織テープもしくは糸をテープで固定する
③腹部に固定できるテープを置く．テープにかぶれやすい患者は，あらかじめ固定する部分に皮膚被膜剤を塗布するとよい（皮膚被膜剤を塗ることで皮膚に薄い膜を形成し，粘着材が皮膚に接触することを予防する）
④腹部に平織テープもしくは縫合糸を置き，カテーテルが抜けないように医療用粘着テープで固定する（図1，図2）
⑤カテーテル側にも印をつけて抜けていないか観察を行う
⑥1日1回場所を変えて固定しなおす

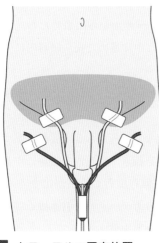

図1 カテーテルの固定位置

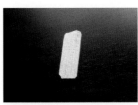

腹部に1枚貼付する

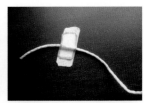

糸を置き，その上に1枚貼付する

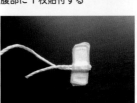

糸を180度折り曲げ，テープで固定する

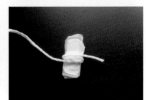

さらに糸を180度折り曲げ，固定する

図2 固定の順序

2 ▎患者による使用

ネラトンカテーテルが使用されるもうひとつの場面には，間欠自己導尿がある．間欠自己導尿の場面で利用するカテーテルは，大きく分けて再利用型カテーテルとディスポーザブルカテーテルに分けられるが，ネラトンカテーテルはディスポーザブルカテーテルに分類される．主に外出時に使用され，潤滑剤のみカテーテルの先端につけて導尿を行う（詳細は p.85「7. 間欠導尿用カテーテル」参照）.

ネラトンカテーテルは，他の自己導尿カテーテルに比べて比較的安価なため，使用を好む患者も多い．また，小さく折りたためるため，外出時や職場・学校などに潤滑剤とともに小さくまとめて持参する患者もいる．間欠自己導尿をより生活にとり入れやすくするために工夫する必要がある.

その他にネラトンカテーテルは，自排尿型新膀胱造設術の患者の導尿キットとしても用いられることがある．数本の再利用型カテーテルを常に携帯し，潤滑剤はワセリンを使用している．導尿後はペーパータオルに包んで小さく携帯できるように工夫している（図3，図4).

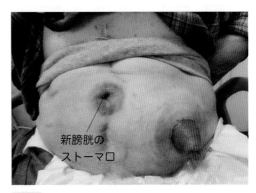

新膀胱の
ストーマ口

図3 自排尿型新膀胱造設術の患者

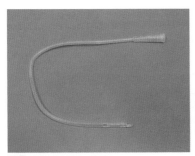

携帯しているカテーテル

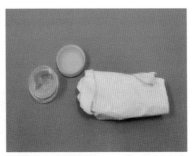

携帯している潤滑剤とペーパータオルに包んだカテーテル

図4 自排尿型新膀胱造設術の患者の導尿キット

参考文献

・ 山辺史人他：尿道カテーテル留置. 泌尿器ケア Care & Cure Uro-Lo, 24（4）：38-39, 2019.

（近石昌子）

主な製品とその特徴

●ネラトンカテーテルマルチ
2 側孔 / 先端封じ ルアーテーパー加工

株式会社トップ

規格	
全長 330 mm	• 18Fr
• 8Fr	• 20Fr
• 10Fr	**包装単位**
• 12Fr	50 本 / 箱
• 14Fr	**保険適用区分／償還価格**
• 16Fr	• 請求不可

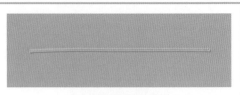

特徴・使い勝手など[*]
現在のネラトンカテーテルの標準製品.
先端近くの左右に尿流出口あり.

●ネラトンカテーテルマルチ
2 側孔 / 先端開口 ルアーテーパー加工

株式会社トップ

規格	
全長 330 mm	• 18Fr
• 8Fr	• 20Fr
• 10Fr	**包装単位**
• 12Fr	50 本 / 箱
• 14Fr	**保険適用区分／償還価格**
• 16Fr	• 請求不可

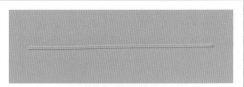

特徴・使い勝手など[*]
標準のネラトンカテーテルに先穴が開い
たもの，ガイドワイヤーなどを通すこと
ができる．尿流出口は先端と左右の合計
3ヵ所.

●ネラトンカテーテルマルチ
1 側孔 / 先端開口 カテーテルテーパー加工

株式会社トップ

規格	
全長 330 mm	**包装単位**
• 22Fr	50 本 / 箱
• 24Fr	**保険適用区分／償還価格**
• 26Fr	• 請求不可

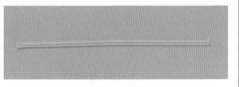

特徴・使い勝手など[*]
先穴の開いたネラトンカテーテルで尿流
口は先端と側の併せて 2ヵ所.

●ネラトンカテーテルマルチ
2 側孔 / 先端封じ カテーテルテーパーアダプター付

株式会社トップ

規格	
全長 400 mm	• 18Fr
• 8Fr	• 20Fr
• 10Fr	**包装単位**
• 12Fr	50 本 / 箱
• 14Fr	**保険適用区分／償還価格**
• 16Fr	• 請求不可

特徴・使い勝手など[*]
遠位端に，テーパーアダプターが付属.

＊編者の使用経験を中心に記載.

●ネラトンカテーテルショートタイプ
2 側孔 / 先端封じ ルアーテーパー加工
株式会社トップ

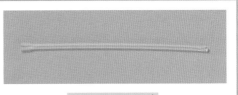

規格	包装単位
全長 150mm	50 本 / 箱
・8Fr	
・10Fr	**保険適用区分／償還価格**
・12Fr	・請求不可
・14Fr	

特徴・使い勝手など*
左右の穴がある短いタイプ. 尿道の短い女児などに用いることができるほか, 尿路とは関係ないが, さまざまな短い距離のドレナージに使用可能か.

●導尿用カテーテル
ネラトンカテーテル
クリエートメディック株式会社

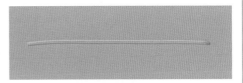

規格	包装単位
全長 325mm	20 本 / 箱
・10Fr	
・12Fr	**保険適用区分／償還価格**
・14Fr	・請求不可
・16Fr	

特徴・使い勝手など*
通常のネラトンに先穴を加えたもの.

●導尿用カテーテル
（三孔先穴カテーテル）
クリエートメディック株式会社

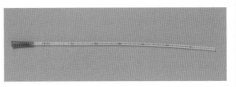

規格		包装単位
全長 420mm		10 本 / 箱
・10Fr	・12Fr	
・14Fr	・16Fr	**保険適用区分／償還価格**
・18Fr	・20Fr	・031 腎瘻又は膀胱瘻用材料
・22Fr	・24Fr	（1）腎瘻用カテーテル
・26Fr		① ストレート型 / 740 円

特徴・使い勝手など*
左右に側口あり. コシはトップ社のネラトンに比べて強い.

＊編者の使用経験を中心に記載.

（松木孝和）

チーマンカテーテル

適　応

1 ▶ チーマンカテーテルの特徴

　チーマンカテーテルは尿道カテーテルのひとつで，先端オリーブ型カテーテルともいう．一般的に使用されるストレート型とは形状などが異なり，先端には緩やかな角度（約40度）がつけられている．また，最先端は楕円体状に丸くなっており（オリーブチップ），カテーテルのコシはやや硬く作られている．

2 ▶ チーマンカテーテルの適応

　これらの特徴のため，特に男性にカテーテルを挿入する際，解剖学的に弯曲している尿道や尿道の狭窄部を通過しやすい．もちろん女性にも挿入は容易であり，カテーテルについて記載のあった古い論文では，男女とも「ルーチンな」チーマンカテーテルの使用が勧められていた[1]．もっとも，ほとんどの場合はストレート型カテーテルで対応可能なため，最初からチーマンカテーテルを使用することは実際の現場ではないだろうと思われる．

参考文献

1) Prentiss RJ, et al: The Catheter—How to Use and When Not to Use. Calif Med, 111（4）: 265-271, 1969.

（上田修史）

使用・管理方法

| 1 | チーマンカテーテルの挿入手順

使用方法は，通常のカテーテル使用時とほぼ同様である．

①術者の手指を洗浄後，消毒綿などを用いて患者の外尿道口を清拭する．

②滅菌手袋を装着した右手でチーマンカテーテルをもち，カテゼリー®などの潤滑剤をカテーテル先端からシャフト部分に十分塗布する．

③男性患者の場合は，陰茎を伸展させるように牽引しながら，カテーテルの先端屈曲側が6時方向になるように外尿道口から挿入する（**図1**）．

④挿入中はカテーテルを回転させず（屈曲部の方向がずれないように），膀胱までゆっくり進める．

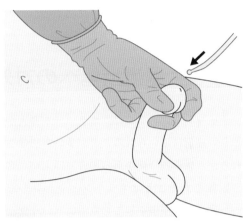

図1 チーマンカテーテルの挿入

（上田修史）

トラブルとその対処法

1 ▶ チーマンカテーテルのトラブルの特徴

チーマンカテーテルは先端が硬く反っているため，カテーテル挿入困難例に用いられる場合があるが，硬くてとがっているということは尿道損傷も起こしやすい側面がある．トラブルに関してはネラトンカテーテルに準じる．

2 ▶ 尿道損傷への対処法

チーマンカテーテルは，カテーテル挿入が難しい症例に用いられることが多いと想像されるが，尿道狭窄症がある場合に挿入が非常に困難であることはネラトンと変わりがない．逆に尿道損傷を起こしやすいという側面があるので，チーマンカテーテルを用いて少しでも出血がみられた場合には，それ以上の尿道操作を盲目的に続けることは避けるべきである．

こんなときは専門医へ相談しよう

・挿入時にカテーテルに血液が付着した場合
・カテーテルの挿入ができなかった場合

（松木孝和）

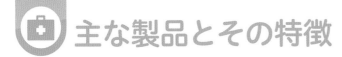

主な製品とその特徴

●チーマンカテーテル（チーマンバルーンカテーテル）

クリエートメディック株式会社

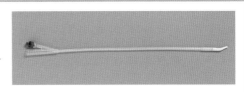

規格
全長 420mm
- 10Fr/3mL
- 12Fr/5mL
- 14Fr/5mL
- 16Fr/5mL
- 18Fr/5mL
- 20Fr/5mL

包装単位
10 本 / 箱

保険適用区分／償還価格
- 039 膀胱留置用ディスポーザブルカテーテル
  （5）特定（Ⅱ）/ 2,090 円

特徴・使い勝手など
先端が硬く曲がっているチーマンカテーテルで，留置可能なように留置バルーンがつけられている．

●スピーディカテ® チーマン 40

コロプラスト株式会社

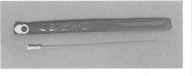

規格
10 Fr/39cm，12 Fr/39cm

包装単位
30 本 / 箱

保険適用区分／償還価格
- C163 特殊カテーテル加算

イ．親水性コーティングを有するもの
（1）60 本以上 90 本未満の場合 /1,700 点
（2）90 本以上 120 本未満の場合 /1,900 点
（3）120 本以上の場合 /2,100 点

特徴・使い勝手など＊
カテーテルの先がわずかに曲がり，チーマンタイプになっている．ネラトンタイプと同様，適度なコシがある．
尿道狭窄や前立腺肥大症など挿入困難なシーンで活躍するカテーテル．

（松木孝和）

5

腎瘻

適応

1 腎瘻の造設が必要な病態

尿は，左右の腎臓で体内から不要となった老廃物や水分を血液から濾過することで生成され，尿管，膀胱，尿道を通って体外へ排泄される．しかし，何らかの原因により尿管で尿の通過障害が起こった場合，その部位より上流の尿管やさらには腎盂・腎杯に尿が貯留することとなり，この状態を水腎症とよぶ．

水腎症の状態が長期化してしまうと，尿の生成をはじめとする腎臓の機能が失われ，腎後性腎不全に至ってしまう．尿管の通過障害または閉塞が解除できない場合には，腎臓の障害を防ぐために尿の通り道を新しくつくる必要がある．この腎盂に貯留した尿を体外へ直接排出させることを目的として，一時的または永続的に行われるドレナージ法のことを腎瘻とよぶ．

貯留した尿に細菌が繁殖した場合は腎盂腎炎となり，高熱をきたすばかりでなく，菌血症や尿路原性敗血症といった重篤な状態に陥る．このような場合には，緊急処置として腎瘻を造設する必要があり，厳重な全身管理を要する．

2 尿管の通過障害の原因

腎瘻の適応は，尿管の通過障害に伴い腎後性腎不全を呈している場合や閉塞性に急性腎盂腎炎を生じている場合において，尿管ステントを留置できない状況で考慮される．尿管の通過障害は，直接尿管内に発生するものに起因する場合と，尿路外に由来し管外性に通過障害をきたす病態に大別される．

尿管内に発生する病態としては，尿管結石，尿管狭窄，癌の尿管内の発生や尿管への直接浸潤が挙げられる．

尿路外に発生し尿管への管外性圧迫による尿管狭窄の原因としては，消化器癌や婦人科癌，悪性リンパ腫などによるリンパ節腫大，後腹膜線維症，腹腔内外臓器の炎症の波及（膵炎，大腸憩室炎や大動脈周囲炎など）が挙げられる（**図1**）．

尿路外悪性腫瘍による尿管狭窄の場合，尿管ステントを留置できたとしても，尿路外からの尿路への管外性圧迫力が強いことから，尿管ステントの内腔が閉塞してしまい，ステント不全となることも少なくない．そのような状況においては腎瘻造設が検討されるが，腎瘻は大きく QOL を損なう一面もあり，腎瘻の適応決定には原疾患に対する治療方針や原疾患の予後を十分に考慮する必要がある．

すなわち，姑息的に片側のみのドレナージが許容されるか，あるいは両側のドレナージが必要か，そもそも腎機能の保持を要するかどうかなど患者の状況を含めて慎重に判断する．

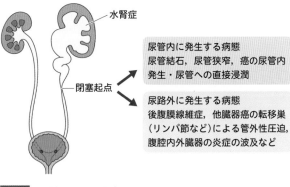

水腎症

閉塞起点

尿管内に発生する病態
尿管結石，尿管狭窄，癌の尿管内
発生・尿管への直接浸潤

尿路外に発生する病態
後腹膜線維症，他臓器癌の転移巣
（リンパ節など）による管外性圧迫，
腹腔内外臓器の炎症の波及など

図1 尿管の通過障害の原因

（宮内康行）

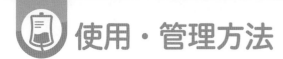

1 観察のポイント

　腎瘻の管理においては，カテーテルの閉塞や脱落に注意することが最も重要になる．

　腎瘻カテーテルは比較的細いことから閉塞しやすく，閉塞により混濁尿が腎盂・腎杯内にうっ滞することで，有熱性の尿路感染の原因となる．また，腎瘻カテーテルは背部に挿入・固定されることから，留置されていると，患者は拘束感や行動制限を感じやすく，不意にカテーテルを引っぱってしまうことで抜去・脱落することもある．

　そこで，具体的な観察事項としては，腎瘻挿入部周囲からの尿漏出や滲出液の有無，腎瘻からの尿の流出量や性状，腎瘻カテーテル

の挿入長，閉塞や脱落を示唆する背部痛や発熱の有無，日常的なウロバッグの位置などが挙げられる（**図2**）．

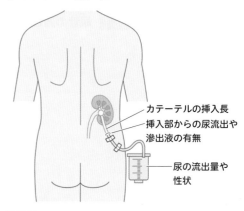

カテーテルの挿入長
挿入部からの尿流出や滲出液の有無
尿の流出量や性状

図2 観察のポイント

2 腎瘻造設直後のケア

　腎瘻造設後1週間程度は挿入部周囲からの出血や滲出液，尿漏れがみられやすいため，カテーテル挿入部周囲の状態を確認するために毎日消毒とガーゼ交換を行う．1週間を過ぎると毎日の消毒は必ずしも必要ではなくな

り，挿入部の発赤，腫脹，滲出液，排膿がみられたときのみ消毒する．長期間の留置となった場合は，少なくとも1週間に2回程度は，感染や皮膚障害の予防のためにガーゼを剥がし，挿入部の清潔保持に努める．

3 長期造設時のケア

　腎瘻カテーテルの留置期間が長期間に及ぶと，尿混濁は不可避となる．尿混濁が強くなるとカテーテル閉塞の原因となりうるので，適切な飲水量の指導を行い，少ないようであ

れば飲水を促す．また，腎瘻挿入部周囲からの突然の尿漏れの増加や排尿量の急激な低下を認めた場合は，カテーテルの閉塞や先端の位置不良などを原因として考える．

4 ▶ カテーテルの脱落

カテーテルが自然脱落してしまった際には，すみやかに病院へ連絡してもらうよう指導しておく．脱落から時間が経過していなければカテーテルの再挿入は比較的容易であるが，長時間が経過すると瘻孔を形成していた筋肉や筋膜の層にずれが生じ，再挿入が困難になる．むやみなブラインドの操作はかえって再挿入を困難としてしまうため，無理をせず，透視下に瘻孔を造影しながらガイドワイヤーを用いて再挿入を行うほうが望ましい．

5 ▶ ウロバッグの位置

ウロバッグがカテーテル挿入部より高い位置にあると，尿の逆流によって尿路感染を起こしやすくなるため，尿の流出を妨げないようなカテーテルの固定とともに，ウロバッグはカテーテル挿入部より低い位置に保つことが大切である．日常的に体を休める場所がベッドの場合は，ベッドより低い位置に調整し，布団の場合は床面と少し段差をつけるように工夫し，布団より低い位置となるように調整する．

大きなウロバッグは多量の尿を蓄尿するのには便利であるが，歩行などの活動時にはもち歩くのが不便なので，ベッド柵や点滴棒などに下げておく．反対に外出するときなどは感染に注意をしながら脚に装着することができるレッグバッグを活用することもある．

6 ▶ 入 浴

病状や活動量などによるが，シャワー浴や入浴は医師の許可があれば可能である．

入浴前にあらかじめウロバッグ内の尿を破棄し，防水テープやフィルムを用いてカテーテル挿入部の固定と保護を行う．

入浴中もカテーテル末端からの感染予防のため，ウロバッグはつないだ状態にする．また，ウロバッグを防水性のポリ袋などに入れておくことも感染予防になる．入浴中は，尿の逆流を予防するため，ウロバッグは腎臓よりも低い位置に置くことを心掛け，浴槽につかる場合も，ウロバッグを浴槽につけず外に出し，尿が逆流しないように留意する．入浴の最後に，挿入部を清潔に保ち皮膚障害を防ぐために，固定テープを剥がし，泡立てた石けんで優しく洗浄し，ていねいに洗い流す．

入浴後には，挿入部は新しいガーゼで保護し，新しいテープでカテーテルを固定し直す．

7 ▶ 固定のポイント

腎瘻カテーテルは，体の屈伸やねじれなどの動きにより不意に引っぱられることで容易に抜けてしまう可能性がある．挿入部だけでなく側腹部や腰部など2ヵ所以上で固定するようにし，挿入部はカテーテルの位置がずれないようにしっかり固定する一方で，側腹部や腰部では体動時に腎瘻カテーテルが引っぱられないようにゆとりをもって固定するよう心掛ける（p.59「ナースによる日常管理」参照）．

8 ▶ 交換頻度

腎瘻カテーテルの交換間隔は，カテーテルの汚染や閉塞，固定水の減少程度など患者ごとに考慮し対応していくが，一般的には4週程度を目安に定期交換する．

瘻孔壁がしっかりと形成されるほど長期間の留置となればベッドサイドでの交換も可能であるが，造設したばかりの時期は透視下にガイドワイヤーを用いて交換するほうが確実である．腎瘻造設時と同じ体位で行うとスムーズに交換できる．

ウロバッグもカテーテルの交換の際に新しいものに交換する．

9 ▶ 患者指導

腎瘻カテーテルを患者1人で管理することは困難である．日常生活を支援できる人や状況を把握し，カテーテルの管理方法や発熱，腰背部痛の有無の確認など注意点を指導し，異常の早期発見ができるように配慮する．

独居などで家族の支援が得られない場合は，訪問看護などのサービスの導入も検討する必要がある．

日常生活に合ったカテーテルの管理方法や尿の廃棄方法，ウロバッグの選択，入浴の方法などを検討し，腎瘻カテーテル留置中の患者が豊かに過ごせるよう配慮することが大切である．

（宮内康行）

トラブルとその対処法

1 腎瘻で起こりうるトラブルとは

腎瘻は直接腎盂腔にカテーテルを挿入しているため，他のカテーテルにはみられないトラブルの可能性を有する．

尿流出低下

原因として，カテーテルにトラブルが起こった場合と尿量が低下している場合がある．カテーテルチップ先のシリンジで少量の生理食塩水を腎盂にゆっくりと注入した後に引いてみて，生理食塩水を引くことができるか自然流出がみられれば，カテーテルトラブルの可能性は低い．一方，注入した液体の流出がなければ何らかのカテーテルトラブルが疑われる．

❶自然抜去

最も困るのが自然抜去である．カテーテルに記されている目盛りで確認すれば抜去の推察が可能だが，ほんの少し抜けているだけの場合には，目盛りだけでの判断は難しい．出血の有無などに加えて，前述の注入した液体の流出有無の確認が判断のために重要である．流出がみられない場合には自然抜去が疑われるため，すみやかに専門医に紹介することが必要である．

透視下の造影検査を行い腎瘻のルートが確認されれば再挿入を試みるが，難しい場合にはガイドワイヤーなどを用いて腎盂カテーテルを挿入する．しかし，カテーテルの挿入ルートは急激に狭くなっていくため，時間が

たっていれば再挿入はほぼ不可能である．

❷閉塞

屈曲などによる閉塞の場合には，屈曲を解除することで尿流出が再開する．カテーテルを固定する場所や方向，挿入部位を切れ込みガーゼなどで厚めに保護することで屈曲による閉塞を予防することができる．

また，感染症による混濁や出血による血塊などが原因で，カテーテルの閉塞をきたすことがある．このような浮遊物による閉塞の場合には，その都度生理食塩水による洗浄を要するが，機会をみて太い径のカテーテルにサイズアップすることを検討する．

❸尿量の低下

水分不足や臓器不全などが原因で尿量が下がっていると考えられる場合には，水分補給や補液などを検討する．

出 血

きちんとした位置に留置されていてもカテーテルの先端が腎盂にこすれることによって出血することがある．安静や体位，カテーテルの先端位置の工夫などを検討するが，基本的には予防する方法はないと思われる．幸い，多くの場合でほどなく止血される．

抗凝固薬内服中の患者では出血が遷延することが多いが，この場合，中止や休薬のリスクを視野に入れながら抗凝固薬の休薬を行う．

また，腎盂カテーテルが抜去しかかっている場合にも出血する場合がある．尿流出量の低下とあわせて検討し，自然抜去が疑われる場合にはすみやかに専門医へ搬送する．

感染症

尿量が確保されていれば重症の感染症を発症することはめったにないが，もし急性腎盂腎炎が疑われた場合には，尿培養を行いながら広域スペクトルの抗菌薬で治療を開始する．

カテーテル屈曲などでカテーテル閉塞が起こったあとにはしばしば発熱するが，一過性発熱の場合と急性腎盂腎炎を発症する場合がある．

腎盂腎炎に至るのは，全身状態が不安定で基礎疾患がある患者がほとんどなので，急性腎盂腎炎を発症していると判断した場合は，採血で炎症反応を確認しながら必要な期間，広域スペクトラムの抗菌薬で治療を施行する．

一過性発熱の場合には，すみやかに治療を終了しても問題はない．いずれも高熱の場合には，血液培養検査なども行っておく．

🏥 こんなときは専門医へ相談しよう

- カテーテルの抜去が疑われる場合（尿量が減ったとき）
- 抜去してしまった場合
- 発熱を併発する場合
- 挿入部位に炎症などのトラブルが起こったとき
- カテーテルが抜けなくなった場合

（松木孝和）

💡 Knack あれこれ

腎瘻穿刺と交換のコツ
- 患者に腎瘻穿刺時の呼吸の深さを記憶してもらっておくと，スムーズな交換のための参考になる．
- 腎瘻穿刺の際，最大呼吸で穿刺をすると交換の際にも最大呼吸で行う必要が出てくるので，どのタイミングで穿刺をするのかも考慮する必要がある．

ナースによる日常管理

1 ┃ 腎瘻カテーテル固定のケア

腎瘻カテーテルは長期留置されることが多いが，途中で抜去されると再挿入が困難であるため，患者・家族等にカテーテル管理を指導する必要がある．そのため，確実に抜けないように，なおかつできるだけ簡単な手技となるよう工夫する必要がある．腎瘻カテーテルの固定に関する問題点を表1に挙げる．

腎瘻カテーテル固定部位

腎瘻は背部に挿入されることから，尿流が停滞しないでウロバッグにドレナージできるが，衣服の着脱の妨げにならない位置に固定する．ウロバッグの容量や衣服の形状によって固定位置は異なる．

❶ 2,500mL の大きなウロバッグ＋浴衣タイプ／300〜900mL のレッグバッグ＋服装のタイプは問わず

尿をスムーズにドレナージできる方向に固定する．ドレナージチューブが直接皮膚に接触すると不快なので，下着の履き口の高さにも考慮する．ローウエストなら下のほうまで固定可能だが，ハイウエストなら高めの位置で固定する．

❷ 2,500mL の大きなウロバッグ＋ズボンタイプ

短期間ではあるが，造設後しばらくは容量の大きいウロバッグで過ごすことがある．その時期にズボンタイプの服装をする場合，ドレナージチューブはズボンのウエスト部分から外に出すことになる．下のほうまで固定してしまうと，ドレナージチューブが屈曲し，尿がスムーズに流れないため，ウエストラインまでで固定する．

腎瘻カテーテルの固定のポイント

❶固定用のサージカルテープの選択と交換頻度

絶対に抜けてはならないからといって，粘着力が強力なサージカルテープを選択すると，剥離による皮膚損傷を容易に起こしてしまう．しかし，腎瘻カテーテルはシリコンコーティングされているものが多く，粘着しにくい材質なので，粘着力が弱いものは選択できない．

選択できるサージカルテープは，メッシュタイプや伸縮タイプのもので，アクリル系やゴム系粘着剤のものである．体の動きがある部分なので，伸縮性のないテープは選択しな

表1 腎瘻カテーテル固定の状況と問題点

- ・絶対に抜けてはならない
- ・シリコンコーティングされているものが多く，固定力が低下しやすい
- ・長期に留置されることが多く，セルフケアが必要
- ・固定位置が患者自身からは見えない

い．皮膚障害の面からは，メッシュタイプの
ものから選択し，浮きや剥がれがあるような
ら貼付状況をみて伸縮タイプのものに変更し
ていく．患者の活動度が高い，せん妄がある
などドレナージチューブの抜去を起こす可能
性が高い場合は，伸縮タイプのものを選択す
る（図3）．

テープの交換の頻度は，剥離時に角質層を
剥がしてしまうことを考慮し，皮膚損傷の予
防の面からは3〜4日に1回が望ましい．そ
れより多い頻度で交換する場合は，被膜材で
皮膚保護を行う必要がある．

❷余裕をもたせて2ヵ所固定する

ねじらないように固定するのは尿道カテー
テルと同様だが，腎瘻カテーテルのどの部分

に抜く方向の力がかかるかを考える必要があ
る．注意が必要なのは，①押し出されるよう
に抜けてくる力がかかる挿入部近く，②カ
テール固定位置から引っぱられる部分，③ド
レナージチューブの重さや外力がかかる末端
部分である．

中からの抜ける力は弱いが，外側に引っぱ
られる力は強いため，引っぱられない，引っ
ぱられても抜けない固定を考える必要がある
（図4）．

挿入部に当てるガーゼの固定部分でΩ固定
をしておき，その外側のカテーテルに確実な
Ω固定をする（図5）．Ω固定は尿道カテー
テルの固定とほぼ同じだが，前屈や体幹をね
じる動作でカテーテルが引っぱられないよう
に少し余裕をもたせ，貼付面積を広くカテー

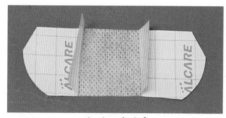

メッシュタイプ

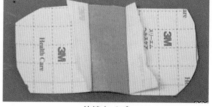

伸縮タイプ

図3 選択する固定用のサージカルテープ

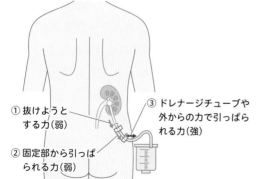

① 抜けようと
する力(弱)

② 固定部から引っぱ
られる力(弱)

③ ドレナージチューブや
外からの力で引っぱら
れる力(強)

図4 腎瘻カテーテルにかかる力

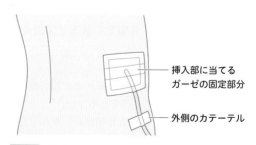

挿入部に当てる
ガーゼの固定部分

外側のカテーテル

図5 腎瘻カテーテルの固定位置

テルに巻きつけるように幅広にテープを貼る．一番外側向きの部分をよりフレキシブルにする場合は，切り込みを入れておく（図6）．

さらに外力で引っぱられそうな場合は，伸縮タイプのサージカルテープをひも状にしてやや引っぱり気味に巻きつける．このようにするとテープが「縮む」方向に力がかかる「巻き締まり」が起こり，カテーテルが抜けにくい．ただし，剥がすときに剥がしにくいので誰にでもこの方法をすればよいというのではない（図7）．

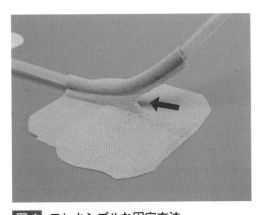

図6 フレキシブルな固定方法

外側をよりフレキシブルにする場合，Ω固定をした上で矢印（←）の部分に切り込みを入れる

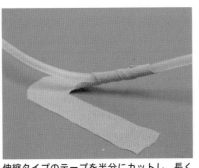

伸縮タイプのテープを半分にカットし，長くカテーテルに巻きつける

図7 より抜けにくい固定方法

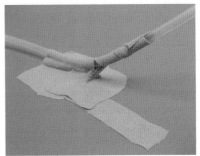

上から通常のΩ固定をする

❸カテーテル挿入部のスキンケア

カテーテル挿入部は瘻孔化するまでは消毒するが，それ以降は泡立てた石けんで優しくなでて，シャワーで洗い流す．挿入部は滲出液が固着して汚れていることが多いため，シャワーでふやかして汚れを除去する．具体的にいつからシャワーができるかは，主治医の判断や施設によって時期に差がある．シャワーができない場合は，微温湯で洗い流すようにする．

❹実際のカテーテル固定手順

挿入部の貼り替えと固定（図8，9）：まずは必要物品をそろえる．必要なテープの長さ・数を用意し，あらかじめカットしておく（角を丸くカットする）．このとき，滅菌ガーゼは2枚用意する（1枚はYカットガーゼとすることもある）．

剥離剤を使用して，ガーゼ固定部のテープを剥がす．一度に全部の固定を剥がしてよい場合もあるが，せん妄などでケア中に不意に動くことが予測されるときは，先にガーゼ固定部の交換をし，その後外側の固定の交換を行う．

挿入部周囲のスキンケアを行い，カテーテルの糊残りをふき取る．このとき，カテー

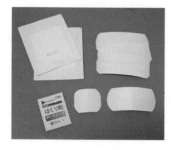

剥離剤，ガーゼ（2枚），カットした
テープを用意する

図8 必要物品の準備

①テープを剥がす

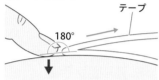

テープ

180°

剥離剤を使用し，両手で皮膚を押さ
えながら，ゆっくり180°に皮膚から
テープを剥がす．カテーテルをしっ
かり保持し，カテーテルからテープ
を剥がす

②挿入部のスキンケア

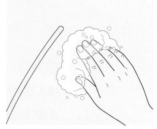

カテーテル挿入部周囲の皮膚を泡の
石けんで洗浄し，微温湯で洗い流す
（時期に応じて消毒も行う）．カテー
テルの糊残りも拭いておく

③Yカットガーゼを当て，カテーテルの方向を決める

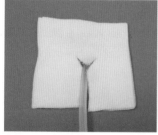 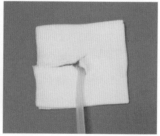 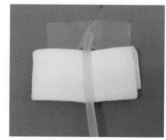

カテーテルや体の向きによってガーゼがずれないように，切り込みの向きを
変える

カテーテルが挿入部で屈曲しそうな
ら，ガーゼを二つ折りにして「枕」
を入れる

④滅菌ガーゼを当て，メッシュテープを貼る

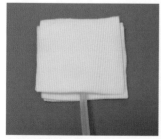 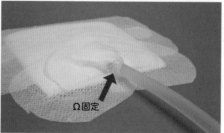

Ω固定

上から滅菌ガーゼを当て，メッシュテープを貼る．周囲1cmは額縁状に貼り，カテーテル
の際の部分をつまみ，Ω固定する

図9 挿入部の貼り替えと固定の手順

①皮膚からテープを剥がす

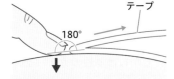

剥離剤を使用し，両手で皮膚を押さえながら，ゆっくり180°に皮膚からテープを剥がす

②カテーテルからテープを剥がす

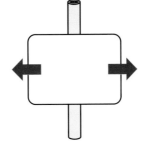

カテーテルをしっかり保持し，スリット部分を先にカテーテルから剥がす．Ω固定の「足」部分を左右に開く

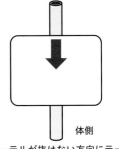

体側

カテーテルが抜けない方向にテープを剥がす
糊残りを拭いておく

③カテーテルの固定

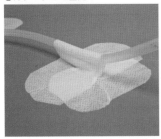

メッシュタイプのテープでΩ固定をする．スリット入りのテープを外力のかかる方向から貼付する

図10 カテーテル部分の貼り替えと固定の手順

ルが抜けていないか，油性ペンで印をつけたり，出ているカテーテルの長さを計測するなどして確認しておく．

　カテーテルの下にＹカットガーゼまたは滅菌ガーゼを置き，上から滅菌ガーゼを置き，カテーテルの方向を決める．滅菌ガーゼの外縁を覆うようにメッシュタイプのテープで固定し，カテーテル部分を指でつまんでΩ固定にする．

　毎日シャワーをする場合は，上から防水フィルムを貼付してもよい．この場合のΩ固定はカテーテルの半分しか粘着できていないため，抜けが多い場合は上から短い別のテープでΩ固定することもある．

カテーテル部分の貼り替えと固定（図8，10）：外側のカテーテルが固定されている部分を剥離剤で剥がし，スキンケアを行う．皮膚からテープを剥がすときには剥離剤を使用し，皮膚を押さえながら，ゆっくり180°に皮膚からテープを剥がす．

　次にカテーテルをしっかり保持し，スリット部分を先にカテーテルからテープを剥がす．Ω固定の「足」部分を左右に開き，カテーテルが抜けない方向にテープを剥がし，カテーテルの糊残りも拭いておく．

　次にメッシュタイプのテープでΩ固定をする．ここのΩ固定は，一周巻きつけて確実に「足」をつける方法で行う．スリット入りのテープを外力のかかる方向から貼付する．

　最後に，カテーテルがねじれていないか確認し，ねじれていれば，ウロバッグを回してねじれをとる．

2 腎瘻カテーテル留置中の観察

カテーテル留置中は以下の項目について，カテーテルの閉塞や抜去が起こらないように注意して観察する．

カテーテルからの尿流出量

カテーテルからの尿量が減少している場合，カテーテルが屈曲したり，ねじれたりして閉塞していないか，抜けてきていないかを確認する．

カテーテル挿入部

❶尿漏れ

カテーテル挿入部からの尿漏れは，瘻孔が安定化するまでの間に何度かみられることが

ある．安定化してからは前述のカテーテルの閉塞を起こしているときにみられる．

❷周囲の皮膚の感染

周囲の皮膚に感染を起こすと，発赤（紅斑）や排膿，疼痛がある．

カテーテル固定部

カテーテルのねじれや，テープの皮膚障害の有無を観察する．ねじれている場合は，根本的にウロバッグを回してドレナージチューブのねじれを解消する（p.156参照）．ねじれを解消しなければ，いくら固定しても解決しない．

3 レッグバッグの使用

腎瘻ではレッグバッグを使用することが多い．使用方法等の詳細は p.139 を参照のこと．

参考文献

・ 丹波光子：外来・在宅における腎瘻患者の看護．泌尿器 Care&Cure Uro-LO，24（4）：442-445，2019．
・ 黒川真輔 他：腎瘻カテーテル．ドレーン＆チューブ管理マニュアル，p.216-219，学研メディカル秀潤社，2019．
・ 山本由利子：医療用テープの種類と取り扱いの基本．エキスパートナース，27（7），38-39，2011．

（山本由利子）

●ネフロストミーキット
（ピッグテール型）
クリエートメディック株式会社

規格
造影針 22G/ 有効長 200mm
固定針 15G / 有効長 75mm
超音波穿刺針 18G / 有効長 200mm
ガイドワイヤー 0.035" / 全長 800mm
接続チューブ / 有効長 275mm
ガイド針 17G / 有効長 300mm
カテーテル　有効長 215mm / ループ径 20mm
・8Fr / ダイレーター2 本（6,8Fr）
・9Fr / ダイレーター2 本（7,9Fr）
・10Fr / ダイレーター2 本（7,9Fr）
固定板

包装単位
1 キット / 箱

保険適用区分／償還価格
・031 腎瘻又は膀胱瘻用材料
　（3）ダイレーター
　　② シースなし / 2,140 円×2
・（4）穿刺針 / 1,910 円×2
・197 ガイドワイヤー / 1,880 円
・198 ドレナージカテーテル / 5,700 円

特徴・使い勝手など
腎瘻造設用の穿刺用キット．腎盂カテーテル等のカテーテル関連以外のものが組

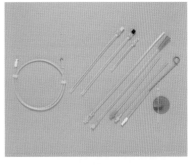

まれており，本キットと腹部超音波検査，固定液・消毒液を準備して透視下に腎瘻の作成が可能．内容されているカテーテルは 8・9・10Fr で先端がピッグテールタイプ．

●ネフロストミーキット
（マレコット型）
クリエートメディック株式会社

規格
造影針 22G/ 有効長 200mm
固定針 15G / 有効長 75mm
超音波穿刺針 18G / 有効長 200mm
ガイドワイヤー 0.035" / 全長 800mm
接続チューブ 有効長 275mm
カテーテル　有効長 330mm / スタイレット（2 本）
・10Fr / ウイング径 12mm / ダイレーター3 本（7,9,11Fr）
・12Fr / ウイング径 14mm / ダイレーター4 本（7,9,11,13Fr）
・14Fr / ウイング径 16mm / ダイレーター5 本（7,9,11,13,15Fr）

固定板

包装単位
1 キット / 箱

保険適用区分／償還価格
・031 腎瘻又は膀胱瘻用材料
　（1）腎瘻用カテーテル
　　② マレコ型 / 5,870 円
・（3）ダイレーター
　　② シースなし / 2,140 円×本数
・（4）穿刺針 / 1,910 円×2
・197 ガイドワイヤー / 1,880 円

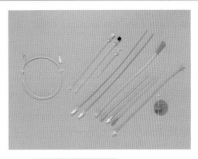

特徴・使い勝手など
内包されているカテーテルは 10・12・14Fr でマレコット型．ダイレーターは 15Fr まで 5 種類が付属する．

●ネフロストミーキット
（腎盂バルーン型）
クリエートメディック株式会社

規格
造影針 22G / 有効長 200mm
固定針 15G / 有効長 75mm
超音波穿刺針 18G/ 有効長 200mm
ガイドワイヤー　0.035" / 全長 800mm
カテーテル　全長 340mm
・12Fr / 1.5mL / ダイレーター4 本（7,9,11,13Fr）
・14Fr / 2.0mL / ダイレーター5 本（7,9,11,13,15Fr）
固定板

包装単位
1 キット / 箱

保険適用区分／償還価格
・031 腎瘻又は膀胱瘻用材料
　（1）腎瘻用カテーテル
　　④ 腎盂バルーン型 / 2,290 円
・（3）ダイレーター
　　② シースなし / 2,140 円×本数
・（4）穿刺針 / 1,910 円×2
・197 ガイドワイヤー / 1,880 円

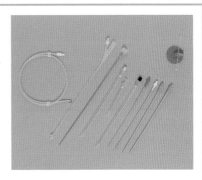

特徴・使い勝手など
内包されているカテーテルは 12・14Fr で腎盂バルーン型．ダイレーターは 15Fr まで 5 種類が付属する．

●ネフロストミーキット
（腎盂バルーン型交換キット）
クリエートメディック株式会社

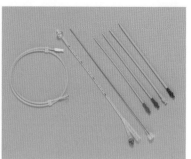

規格
カテーテル全長 340mm
ガイドワイヤー0.035" / 全長 800mm
・14Fr/2mL/ ダイレーター4 本
　（10,12,14,16Fr）
・16Fr/3mL/ ダイレーター5 本
　（10,12,14,16,18Fr）

包装単位
1 キット / 箱

保険適用区分／償還価格
・031 腎瘻又は膀胱瘻用材料

（1）腎瘻用カテーテル
④ 腎盂バルーン型 / 2,290 円
・（3）ダイレーター
② シースなし / 2,140 円×本数
・197 ガイドワイヤー / 1,950 円

特徴・使い勝手など
腎瘻交換，腎盂カテーテルのサイズアップの際に使用する．14・16Fr の腎盂バルーンに加えて，10・12・14・16・18Fr の 5 種類のダイレーターが付属する．

●腎盂バルーンカテーテル
（グリーンタイプ）
クリエートメディック株式会社

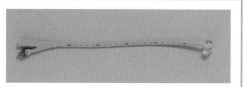

規格
● GBM タイプ：全長 340mm / 先端開孔 / 側孔 2 孔
　・8Fr/1mL　・10Fr/1.5mL
　・12Fr/2mL　・14Fr/3mL
　・16Fr/5mL　・18Fr/5mL
　・20Fr/5mL　・22Fr/5mL
　・24Fr/5mL

包装単位
10 本 / 箱

保険適用区分／償還価格
・031 腎瘻又は膀胱瘻用材料
（1）腎瘻用カテーテル
④ 腎盂バルーン型 / 2,290 円

特徴・使い勝手など
シリコン製でグリーンのタイプ．通常の 2way カテーテルよりバルーンから先が短くなっている．先穴と左右の側穴がある．

●腎盂バルーンカテーテル
（グリーンタイプ）
クリエートメディック株式会社

規格
● GCM タイプ：全長 340mm / 先端開孔 / 側孔なし
　・10Fr/1.5mL　・12Fr/2mL
　・14Fr/3mL　・16Fr/5mL

包装単位
10 本 / 箱

保険適用区分／償還価格
・031 腎瘻又は膀胱瘻用材料
（1）腎瘻用カテーテル
④ 腎盂バルーン型 / 2,290 円

短くなっている．先穴のみで側穴はない．

特徴・使い勝手など
シリコン製でグリーンのタイプ．通常の 2way カテーテルよりバルーンから先が

●腎盂バルーンカテーテル
（グリーンタイプ）
クリエートメディック株式会社

規格
● GAM タイプ：全長 340mm / 先端造影 / ストッパー / 側孔 2 孔
　・14Fr/3mL　・16Fr/5mL
　・18Fr/5mL　・20Fr/5mL

包装単位
10 本 / 箱

保険適用区分／償還価格
・031 腎瘻又は膀胱瘻用材料
（1）腎瘻用カテーテル
④ 腎盂バルーン型 / 2,290 円

特徴・使い勝手など
シリコン製で先端に透視確認用のチップがついているため先穴がなく側穴のみ．

●腎盂バルーンカテーテル （透明タイプ）

クリエートメディック株式会社

規格
● WBS タイプ：全長 240mm / 先端開孔 / 側孔 2 孔
- 10Fr/1.5mL   ・12Fr/2mL
- 14Fr/3mL   ・16Fr/5mL
- 18Fr/5mL   ・20Fr/5mL

包装単位
10 本 / 箱

保険適用区分／償還価格
- 031 腎瘻又は膀胱瘻用材料
  (1) 腎瘻用カテーテル

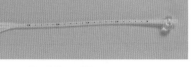

④ 腎盂バルーン型 / 2,290 円

特徴・使い勝手など
先穴・側穴あり，透明のためカテーテル内の観察が可能. 短いタイプ.

●腎盂バルーンカテーテル （透明タイプ）

クリエートメディック株式会社

規格
● WBM タイプ：全長 340mm / 先端開孔 / 側孔 2 孔
- 8Fr/1mL   ・10Fr/1.5mL
- 12Fr/2mL   ・14Fr/3mL
- 16Fr/5mL   ・18Fr/5mL
- 20Fr/5mL   ・22Fr/5mL
- 24Fr/5mL

包装単位
10 本 / 箱

保険適用区分／償還価格
- 031 腎瘻又は膀胱瘻用材料
  (1) 腎瘻用カテーテル
  ④ 腎盂バルーン型 / 2,290 円

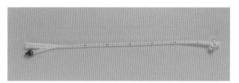

特徴・使い勝手など
先穴・側穴あり，透明のためカテーテル内の観察が可能. 中程度の長さタイプ.

●腎盂バルーンカテーテル （透明タイプ）

クリエートメディック株式会社

規格
● WBL タイプ：全長 430mm / 先端開孔 / 側孔 2 孔
- 8Fr/1mL   ・10Fr/1.5mL
- 12Fr/2mL   ・14Fr/3mL
- 16Fr/5mL   ・18Fr/5mL
- 20Fr/5mL   ・22Fr/5mL
- 24Fr/5mL

包装単位
10 本 / 箱

保険適用区分／償還価格
- 031 腎瘻又は膀胱瘻用材料
  (1) 腎瘻用カテーテル
  ④ 腎盂バルーン型 / 2,290 円

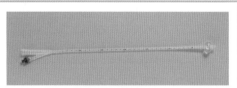

特徴・使い勝手など
先穴・側穴あり，透明のためカテーテル内の観察が可能. 通常より長いタイプ.

●腎盂バルーンカテーテル （透明タイプ）

クリエートメディック株式会社

規格
● WBL+2 タイプ：全長 430mm / 先端開孔 / 側孔 2 孔 / バルーン後方に小孔 2 孔
- 10Fr/1.5mL   ・12Fr/2mL
- 14Fr/3mL   ・16Fr/5mL
- 18Fr/5mL   ・20Fr/5mL
- 22Fr/5mL

包装単位
10 本 / 箱

保険適用区分／償還価格
- 031 腎瘻又は膀胱瘻用材料
  (1) 腎瘻用カテーテル
  ④ 腎盂バルーン型 / 2,290 円

特徴・使い勝手など
WBL タイプに，バルーンの遠位にさらに 2ヵ所の穴を設置している.

●腎盂バルーンカテーテル
（F タイプ）（F タイプ /2P）

クリエートメディック株式会社

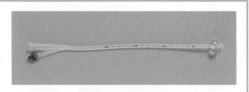

規格

全長 340mm / 先端開孔 / 側孔 2 孔
- 8Fr/1mL　　・10Fr/1mL
- 12Fr/1.5mL　・14Fr/2mL
- 16Fr/3mL　　・18Fr/5mL
- 20Fr/5mL　　・22Fr/5mL
- 24Fr/5mL

包装単位

（F タイプ）

10 本 / 箱
（F タイプ /2P）
2 本 / 箱

保険適用区分／償還価格
- 031 腎瘻又は膀胱瘻用材料
  - （1）腎瘻用カテーテル
  - ④ 腎盂バルーン型 / 2,290 円

特徴・使い勝手など

バルーン部段差がほぼないため，挿入などの操作がしやすくなっている．

●リムーバブルファネルカテーテル
（腎盂タイプ）

クリエートメディック株式会社

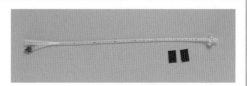

④ 腎盂バルーン型 / 2,290 円

規格

全長 400mm
- 12Fr / 2mL / チューブ外径 4.0mm / バルーン外径 5.0mm
- 14Fr / 3mL / チューブ外径 4.7mm / バルーン外径 5.7mm
- 16Fr / 5mL / チューブ外径 5.3mm / バルーン外径 6.3mm
- 18Fr / 5mL / チューブ外径 6.0mm / バルーン外径 7.0mm
- 20Fr / 5mL / チューブ外径 6.7mm / バルーン外径 7.7mm
- 22Fr / 5mL / チューブ外径 7.3mm / バルーン外径 8.3mm

包装単位

5 本 / 箱

保険適用区分／償還価格
- 031 腎瘻又は膀胱瘻用材料
  - （1）腎瘻用カテーテル

特徴・使い勝手など

ファネルを取り外すことができるので，経皮的腎尿管切石術（PNL）や観血的腎瘻造設などに便利である．

●マレコットカテーテル
（PU タイプ）

クリエートメディック株式会社

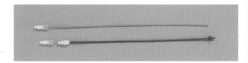

規格

全造影性スタイレット 2 本付属
有効長 340mm
- 8Fr / ウイング径 12.0mm
- 10Fr / ウイング径 13.0mm

包装単位

5 本 / 箱

保険適用区分／償還価格
- 031 腎瘻又は膀胱瘻用材料
  - （1）腎瘻用カテーテル
  - ② マレコ型 / 5,870 円

特徴・使い勝手など

マレコット型のカテーテル，交換用のスタイレットが付属する．

●シリコーン瘻用カテーテル
（マレコットカテーテル）

クリエートメディック株式会社

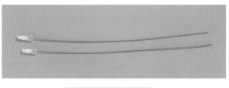

規格

全造影性スタイレット 2 本付属
有効長 330mm
- 10Fr / ウイング径 12.0mm
- 12Fr / ウイング径 14.0mm
- 14Fr / ウイング径 16.0mm
- 16Fr / ウイング径 18.0mm
- 18Fr / ウイング径 20.0mm
- 20Fr / ウイング径 21.0mm
- 22Fr / ウイング径 21.0mm
- 24Fr / ウイング径 21.0mm

包装単位

5 本 / 箱

保険適用区分／償還価格
- 031 腎瘻又は膀胱瘻用材料
  - （1）腎瘻用カテーテル
  - ② マレコ型 / 5,870 円

特徴・使い勝手など

シリコン製のマレコット型カテーテル．

●導尿用カテーテル
（三孔先穴カテーテル）
クリエートメディック株式会社

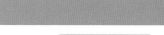

規格
全長 420mm
- 10Fr　・12Fr
- 14Fr　・16Fr
- 18Fr　・20Fr
- 22Fr　・24Fr
- 26Fr

包装単位
10 本 / 箱

保険適用区分／償還価格
- 031　腎瘻又は膀胱瘻用材料
  - （1）腎瘻用カテーテル
    - ① ストレート型 / 740 円

特徴・使い勝手など*
通常のネラトンに先穴を加えたもの.

（松木孝和）

膀胱瘻

適　応

1 ▶ 膀胱瘻が選択される病態

　左右の腎臓で造られた尿は，尿管を通り膀胱内へ流れ込み蓄えられる．時間とともに膀胱内の尿量が増加し，膀胱内圧が上昇することをきっかけに尿意を生じる．生じた尿意に対して排尿することが決定されると，膀胱の排尿平滑筋が収縮すると同時に尿道括約筋が弛緩することで，尿は尿道を経て体外に排出される．

　しかし，高度の排尿障害があり自排尿することが難しい場合，膀胱内に蓄えられた尿を体外へ排出する方法は，経尿道的処置が第一選択となる．しかし，経尿道的処置が困難な場合や避けたほうがよいとされる場合の尿路管理として，膀胱瘻が選択される．

2 ▶ 膀胱瘻の造設方法

　膀胱瘻とは，恥骨上部の下腹部から腹壁を通して膀胱との瘻孔を造設し，尿道を介さずに膀胱内へカテーテルを挿入し，一時的または永続的に尿を体外に排出する方法である．膀胱穿刺用キットを用いた経皮的膀胱瘻造設術と開放手術による膀胱瘻造設術があるが，今日では侵襲の少ない前者が選択されること

が多い．

　なお，腹部手術や骨盤内への放射線照射の既往，神経因性膀胱による膀胱変形や萎縮膀胱がある場合は，腸管が膀胱前方まで張り出していたり，腸管と膀胱が癒着していたりすることがあるため，膀胱瘻造設が困難なときがある．

3 ▶ 膀胱瘻の適応

　膀胱瘻の適応は，尿道狭窄・閉塞，前立腺肥大症や前立腺癌などによる尿閉に対して経尿道的に導尿ができない場合，脊髄損傷などを起因とした神経因性膀胱に対する尿路管理や，尿道損傷や手技的な問題により外尿道口から間欠的自己導尿ができない場合，尿道カテーテルの長期留置が必要な状況であるが，

尿道からカテーテルを留置することが困難あるいは回避したい場合（骨盤外傷やそれに伴う尿道外傷，急性前立腺炎など），長期尿道カテーテル留置に伴う尿道皮膚瘻や医原性尿道下裂などの合併症を生じ排尿管理が困難な場合などが挙げられる（**図1**）．

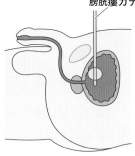

膀胱瘻カテーテル

経尿道的処置が困難な場合
- 尿閉（尿道狭窄・閉塞, 前立腺肥大症, 前立腺癌など）
- 間欠的自己導尿ができない

経尿道的処置を避けたほうがよい場合
- 骨盤外傷, 尿道外傷
- 急性前立腺炎
- 尿道留置カテーテル関連合併症（尿道皮膚瘻, 医原性尿道下裂）

図1 膀胱瘻の適応

（宮内康行）

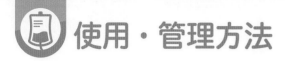

使用・管理方法

1 ▶ 皮膚障害の予防

　長期にカテーテルを留置する場合，カテーテルによる持続的圧迫や摩擦といった物理的刺激，滲出液や尿の漏出による不潔な環境，縫合糸や固定用テープによる異物性の刺激，

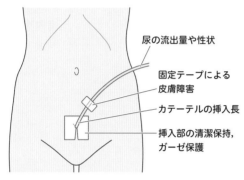

図2 膀胱瘻の管理のポイント（皮膚障害の予防）

感染などにより，膀胱瘻カテーテルの挿入部に不良肉芽が形成される．不良肉芽からは粘液が出るため，さらに挿入部からの滲出液が増大することになり，瘻孔部分や周囲に皮膚障害をきたしやすくなる．

　皮膚障害を予防するには，挿入部を清潔に保つことが大切である．挿入部周囲の皮膚は泡立てた石けんで優しく洗浄し，石けんの成分が残らないようにていねいに洗い流す．皮膚を傷つけないように優しく水分を拭き取り，カテーテルの挿入部に使用するガーゼを毎日新しいものに交換する．固定用テープは皮膚に直接貼付せずに，下着などの衣類に留めるよう工夫することも有効である（図2）．

2 ▶ ウロバッグの選択・管理

　生活スタイルや活動性に合わせて，ウロバッグの種類や管理方法を工夫・選択する．日常生活の妨げにならないように，衣服の下にレッグバッグ（下腿や大腿に装着するタイプのウロバッグ）を装着すれば，外出や仕事，学業などの社会生活をより豊かに過ごすことができるようになる．

　入浴時のウロバッグの管理方法としては，入浴前にウロバッグ内の尿を破棄し，ウロバッグをカテーテルに接続したまま入浴する．自己管理能力によっては，ウロバッグを

いったんカテーテルから外して，カテーテルの末端をカテーテルプラグで栓をして入浴する方法もある．

　就寝時には，尿の流出が妨げられないよう，ウロバッグは膀胱よりも低い位置に置き，チューブが折れ曲がらないようにする必要がある．ベッドではなく布団を使用している場合は，布団の下にマットを敷き込んで床面との間に高低差をつけるなど，療養環境に合わせて対応する．

3 ┃ カテーテルの閉塞予防

カテーテルの閉塞を予防するためには，飲水を促し尿の濃縮や混濁を避け，カテーテルが屈曲したり体で押しつぶされたりしないように注意することが大切である．カテーテルが閉塞すると，混濁尿の逆流による腎盂腎炎などの尿路感染症が引き起こされることがあるため，常に良好な尿流出を確保することが重要である．

日常的な膀胱洗浄は，血尿もなく尿流出が良好であれば必要ないが，閉塞の危険があれば必要に応じて患者・家族に膀胱洗浄の手技を指導する．

4 ┃ カテーテルの交換

カテーテルの交換間隔は特に定められていないが，一般的には4週間前後で交換する．しかし，実際には閉塞のしやすさに個人差が大きくあり，交換頻度は一律に固定化せず，個々の患者の状態に応じて判断する．

カテーテルを交換するときは，仰臥位で，膀胱瘻の挿入部をしっかり露出する．膀胱瘻の瘻孔が完成していれば，ガイドワイヤーを用いずにカテーテルを交換することができるが，膀胱瘻を造設して間もない時期は透視下にガイドワイヤーを用いて交換するほうが確実である．

交換する際にカテーテルを抜いてから時間をかけてしまうと，瘻孔が閉鎖してしまうことがある．そのため，カテーテルを抜く前に挿入部の消毒は済ませておき，古いカテーテルを抜去したら間髪入れずに新しいカテーテルを挿入できるように準備しておく．新しいカテーテルを挿入したら，カテーテル内への尿流出を確認するか，膀胱洗浄を行って膀胱内にカテーテルの先端が確実に留置されていることを確認してから，固定水を注入する．その後，さらに膀胱洗浄を行いカテーテルが正しく留置できたことを改めて確認するとともに，膀胱内の結晶や上皮片などを排出する．最後にカテーテルをウロバッグに接続し，カテーテルの挿入部を新しいガーゼで保護し，テープで固定する．

5 ┃ 患者指導

膀胱瘻は，カテーテルを抜去したまま放置していると自然に瘻孔が閉じてしまい，再挿入が困難になることがある．そのため，自然脱落時や事故抜去時は瘻孔が閉じる前に早急に受診するよう指導する．事故抜去を防止するには，ウロバッグは体に近い位置に置くことを心掛け，体動時にカテーテルが引っぱられることがないように注意するよう指導する．

（宮内康行）

トラブルとその対処法

1 ▶ 膀胱瘻で起こりうるトラブルとは

膀胱瘻は膀胱内にカテーテルを留置しているため，2way カテーテルでみられるトラブルと同じようなものが発生する．そこで，基本的には 2way カテーテルにおける方法を参考として対処する（p.6 参照）．

本項においては膀胱瘻に特徴的な問題を取り上げることにする．

自然抜去

腎瘻と同様だが，すぐに泌尿器科専門医の診療が受けられない場合，膀胱瘻を造設して数ヵ月を経ている患者ではカテーテル挿入ルートが閉塞しないようにネラトンカテーテルを仮に挿入して固定，ルートを確保しつつ専門医に紹介することは実際にしばしば試みられている．

造設後数ヵ月以上経過している場合には，挿入ルートは固定されて比較的安全に挿入可能であるため，挿入時の抵抗感や挿入後の尿流出に注意しながらネラトンカテーテルを挿入することはやむをえない方法として支持される．通常の厚さの皮下脂肪であれば，すぐに膀胱内に到達するため 15 cm 以上挿入しないといけないような状態は想定できないので参考にされたい．

閉塞

腎盂カテーテルや 2way カテーテルでの対応に準じ，必要に応じて 3way カテーテルな

どの導入も検討する．

出血

2way カテーテルでの対応方法を基本に，同様の考え方で対応する．

挿入困難

挿入ルートが狭小化して，挿入が困難になる場合がある．極端に閉塞した場合には専門医による拡張が必要だが，knack にあるような何らかのガイドを用いて挿入することも可能である．

挿入ルートの移動

長期にわたって一方向に向かってのみカテーテルを留置していると，挿入ルートが少しずつ移動してくることがある．極端に移動してしまうとルートが伸びて屈曲するため，交換の際に挿入困難となってくる．

穴が片側に偏らないように，ウロバッグを吊るす場所をベッドの左右などにバランスよく変更することが重要である．

挿入部位の炎症

カテーテルの固定に伴って固定部位に炎症を起こす場合がある．ガーゼによる保護や亜鉛華軟膏やステロイド外用薬などで対症的に

対応するほか，カテーテル周囲からの尿漏れ
で炎症が起こる場合があるので，閉塞の有無
確認やカテーテルサイズを太くしたりして尿
の漏出を回避することを検討する．

挿入部位の感染

　一般細菌とともに，カンジダなどの真菌な
どによる感染症がみられることがあるため，
感染症が疑われた場合には，原因を特定して
必要な抗菌薬や抗真菌薬などを使用して治療
を行う．

 こんなときは専門医へ相談しよう

・尿量が減少した場合
・抜去が疑われる場合，抜去してしまった場合
・発熱を併発する場合
・挿入部位に炎症などのトラブルが起こったとき
・カテーテルが抜けなくなった場合

（松木孝和）

 Knack あれこれ

膀胱瘻の挿入が難しい場合
・挿入困難例では，スタイレットをカテーテルに通したのちに挿
　入すると簡単に挿入できることが多い．

 左の QR コードにアッ
プロードした動画も参
照されたい．

Knack あれこれ

尿漏れやバルン損傷がみられる場合
・今までなかった尿漏れやバルン損傷がみられる場合，尿路結石発生の可能性があるので注意する．

1 膀胱瘻カテーテル固定のケア

膀胱瘻カテーテルは，長期留置されることが多く，患者にカテーテル管理を指導する必要がある．

膀胱瘻カテーテル固定の状況と問題点としては，①長期留置されることが多く，セルフケアが必要であること，②挿入部が体毛が多い部位に近く，ガーゼ固定テープが安定しにくいことが挙げられる．

固定部位

膀胱瘻は恥骨上に挿入されることから，ガーゼ固定は体毛が多い部位に近い．カテーテルは下着や衣服の着脱の妨げにならない位置で，尿をスムーズにドレナージできる方向に固定する．

下着の上を通すか下を通すかは，本人の下着の着脱のしやすさによるが，下着の履き口のところで屈曲しないように注意する．

膀胱瘻カテーテルの固定の
ポイント

❶固定用のサージカルテープの選択

選択できるサージカルテープは，メッシュタイプや伸縮タイプで，アクリル系やゴム系粘着剤のものである．体の動きはあまりない部分のためガーゼ固定部位にかぎり，伸縮性のないテープでもよい．

皮膚障害予防の面からは，メッシュタイプのものから選択し，浮きや剥がれがあるよう

なら貼付状況をみて伸縮タイプのものに変更していく．

患者の活動度が高い，せん妄があるなどドレナージチューブの抜去を起こす可能性がある場合は，伸縮タイプのものを選択する（p.151 参照）．

❷余裕をもたせて2ヵ所固定する

ねじらないように固定するのは尿道カテーテルと同様だが，挿入部に当てるガーゼの固定部分ではΩ固定をしておき，外側のカテーテルでも確実にΩ固定をする．体動でカテーテルが引っぱられないように少し余裕をもたせて固定するとよい（図3）．

また，下着の上を通してレッグバッグに誘導する場合，下着の履き口でカテーテルが屈曲しやすい．ドレナージチューブを折れ曲がりにくいもの，折れても内腔が維持できるものを選択する他，ドレナージチューブの回りをケーブルコードカバーで覆う工夫をする場合もある（図4）．

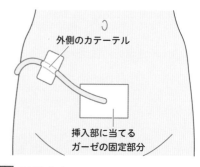

外側のカテーテル

挿入部に当てる
ガーゼの固定部分

図3 膀胱瘻カテーテルの固定位置

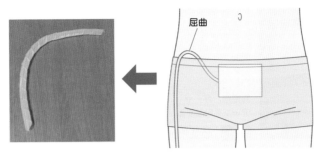

図4 ドレナージチューブの屈曲防止の例
ドレナージチューブをケーブルコードカバーで覆うことで屈曲を予防する

❸カテーテル挿入部のスキンケア

カテーテル挿入部は瘻孔化するまでは消毒するが，それ以降は泡立てた石けんで優しくなでて，シャワーで洗い流す．挿入部は滲出液が固着して汚れていることが多いため，シャワーでふやかして汚れを除去する．

具体的にいつからシャワー浴を可とするかは，主治医の判断や施設によって時期に差がある．シャワーができない場合は，微温湯で洗い流すようにする．

❹実際の膀胱瘻カテーテル固定手順

挿入部の貼り替えと固定（図5，6）：まずは必要物品をそろえる．必要なテープの長さ・数を用意し，あらかじめカットしておく（角を丸くカットする）．このとき，滅菌ガーゼは2枚用意する（1枚はYカットガーゼとすることもある）．

剥離剤を使用して，ガーゼ固定部のテープを剥がす．

挿入部周囲のスキンケアを行い，カテーテルの糊残りを拭きとる．このとき，カテーテルが抜けていないか，油性ペンで印をつけたり，出ているカテーテルの長さを計測したりするなど確認しておく．

カテーテルの下にYカットガーゼまたは滅菌ガーゼを置き，上から滅菌ガーゼを置き，カテーテルの方向を決める．滅菌ガーゼの外縁を覆うようにメッシュタイプのテープで固定し，カテーテル部分を指でつまんでΩ固定にする．

毎日シャワー浴する場合は，上から防水フィルムを貼付してもよい．体毛が濃くテープが浮き上がってしまうときは，体毛を短くカットする．

カテーテル部分の貼り替えと固定（図5，7）：外側のカテーテルが固定されている部分を剥離剤で剥がし，スキンケアを行う．皮膚からテープを剥がすときには剥離剤を使用し，皮膚を押さえながら，ゆっくり180°に皮膚からテープを剥がす．次にカテーテルをしっかり保持し，スリット部分を先にカテーテルからテープを剥がす．

Ω固定の「足」部分を左右に開き，カテーテルが抜けない方向にテープを剥がし，カテーテルの糊残りも拭いておく．

次にメッシュタイプのテープでΩ固定をする．スリット入りのテープを外力のかかる方向から貼付する．最後に，カテーテルがねじれていないか確認し，ねじれていれば，ウロバッグを回してねじれをとる．

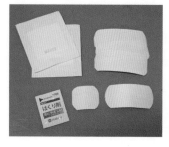

剥離剤，ガーゼ（2枚），カットした
テープを用意する

図5 必要物品の準備

①テープを剥がす

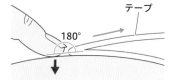

剥離剤を使用し，両手で皮膚を押さ
えながら，ゆっくり180°に皮膚から
テープを剥がす．カテーテルをしっ
かり保持し，カテーテルからテープ
を剥がす

②挿入部のスキンケア

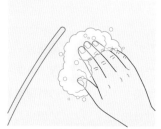

カテーテル挿入部周囲の皮膚を泡の
石けんで洗浄し，微温湯で洗い流す
（時期に応じて消毒も行う）．カテー
テルの糊残りも拭いておく

③Yカットガーゼを当て，カテーテルの方向を決める

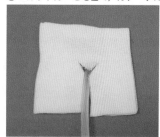

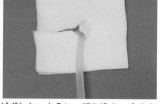

カテーテルや体の向きによってガーゼがずれないように，切り込みの向きを
変える

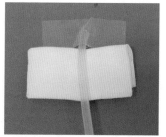

カテーテルが挿入部で屈曲しそうな
ら，ガーゼを二つ折りにして「枕」
を入れる

④滅菌ガーゼを当て，メッシュテープを貼る

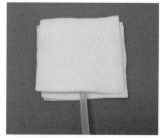

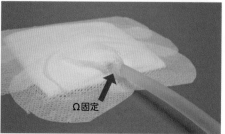

上から滅菌ガーゼを当て，メッシュテープを貼る．周囲1cmは額縁状に貼り，カテーテル
の際の部分をつまみ，Ω固定する

図6 挿入部の貼り替えと固定の手順

①皮膚からテープを剥がす

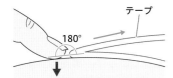

剥離剤を使用し，両手で皮膚を押さえながら，ゆっくり180°に皮膚からテープを剥がす

②カテーテルからテープを剥がす

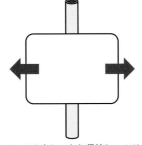

カテーテルをしっかり保持し，スリット部分を先にカテーテルからテープを剥がす．Ω固定の「足」部分を左右に開く

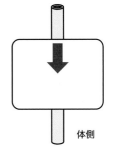

カテーテルが抜けない方向にテープを剥がす
糊残りを拭いておく

③カテーテルの固定

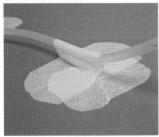

メッシュタイプのテープでΩ固定をする．スリット入りのテープを外力のかかる方向から貼付する

図7 カテーテル部分の貼り替えと固定の手順

2 ┃ レッグバッグの使用方法

使用のポイント

尿道カテーテルと同様に，尿流が停滞しないようにレッグバッグを挿入部より上にせず，寝具もベッドや布団の場合はマットレスを使用して段差がつくようにする．その他，レッグバッグの使い方については，p.139を参照のこと．

身体障害者手帳申請による助成

尿路ストーマと同様，永久的に留置される場合には，「ぼうこう又は直腸機能障害」の身体障害者手帳を申請することができる．

3 ║ 膀胱瘻カテーテル留置中の観察

カテーテル留置中は以下の項目について，カテーテルの閉塞や抜去が起こらないように注意して観察する．

カテーテルからの尿流出量

カテーテルからの尿量が減少している場合，カテーテルが屈曲したりねじれたりして閉塞していないか，抜けてきていないか確認する．

カテーテル挿入部

❶尿漏れ

カテーテル挿入部からの尿漏れは，瘻孔が安定化するまでの間に，何度かみられること

がある．安定化してからは，前述のカテーテルの閉塞を起こしているときにみられる．

❷周囲の皮膚の感染

周囲の皮膚に感染を起こすと，発赤（紅斑）や排膿，疼痛がある．

カテーテル固定部

カテーテルのねじれや，テープの皮膚障害の有無を観察する．ねじれている場合は，根本的にウロバッグを回してドレナージチューブのねじれを解消する（p.156 参照）．ねじれを解消しなければ，いくら固定しても解決しない．

参考文献

・ 田中順子：急性期病棟における経皮的膀胱瘻カテーテル留置患者の看護．泌尿器 Care&Cure Uro-LO，24（4）：446-450，2019．
・ 野崎祥子：外来・在宅における経皮的膀胱瘻カテーテル留置患者の看護．泌尿器 Care&Cure Uro-LO，24（4）：451-452，2019．
・ 山本由利子：医療用テープの種類と取り扱いの基本．エキスパートナース，27（7），38-39，2011．

（山本由利子）

主な製品とその特徴

●膀胱瘻バルーンカテーテル

クリエートメディック株式会社

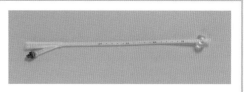

規格
- ● FS タイプ：5mL / 全長 250mm
  - ・12Fr　・14Fr
  - ・16Fr　・18Fr　・20Fr
- ● FM タイプ：5mL / 全長 340mm
  - ・12Fr　・14Fr　・16Fr
  - ・18Fr　・20Fr　・22Fr
  - ・24Fr
- ● FL タイプ：5mL / 全長 430mm
  - ・12Fr　・14Fr

- ・16Fr　・18Fr
- ・20Fr

包装単位
5 本 / 箱

保険適用区分／償還価格
- ・031 腎瘻又は膀胱瘻用材料
  - （2）膀胱瘻用カテーテル /3,790 円

特徴・使い勝手など
先穴と左右の側穴，合計 3 ヵ所の穴がある.

●膀胱瘻造設キット

クリエートメディック株式会社

規格
14Fr/5mL/ 全長 340mm
カニューレ
（外径φ 5.6mm／有効長 120mm）
小切開メス
プラグ

包装単位
2 キット / 箱

保険適用区分／償還価格
- ・031 腎瘻又は膀胱瘻用材料
  - （2）膀胱瘻用カテーテル /3,790 円

（5）膀胱瘻用穿孔針
/5,820 円

特徴・使い勝手など
メスと穿刺用カニューレ，膀胱瘻カテーテルを内包する.

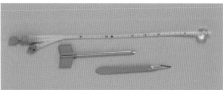

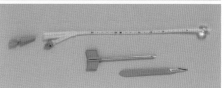

（松木孝和）

間欠導尿用カテーテル

適　応

1 ▶ 間欠導尿とは

　膀胱内の尿を十分に排出できないと，膀胱内圧が上昇して膀胱過伸展の状態となり，尿路感染の発生や膀胱機能障害の悪化につながる．また，膀胱の高圧状態が持続すると膀胱尿管逆流や水腎症の発生によって上部尿路機能が障害され，腎機能の荒廃に至る．

　このようにさまざまな排出障害のため，膀胱内の尿が排出できない，あるいは多量の残尿があるとき，尿路感染および上部尿路機能障害の予防，尿失禁を含めた QOL 障害の改善を目的として，一時的に外尿道口から膀胱内へカテーテルを挿入し，一定時間ごとに導尿を行うことを清潔間欠導尿（clean intermittent catheterization；CIC）とよぶ．

2 ▶ 間欠導尿の適応

　CIC は自排尿が不可能か困難な状態，あるいは自排尿が可能であっても多量の残尿によって尿路感染や上部尿路合併症が生じる危険があり，また，他の治療での改善が期待できない場合に適応となる．具体的には，尿閉（前立腺肥大症，前立腺癌，膀胱頸部硬化症，尿道狭窄など），神経因性膀胱（脊髄損傷，糖尿病，骨盤内手術後，二分脊椎症など），高圧蓄尿や高圧排尿のために上部尿路障害や症候性尿路感染のリスクが高い場合が挙げられ，その他の特殊な場合として尿禁制型尿路変向術後などが挙げられる．

　なお，自排尿が不可能な場合に膀胱内の尿を体外へ排出する方法として，尿道カテーテル留置が行われる場合が少なくないが，長期間に及ぶ尿道カテーテル留置では尿路感染症が不可避であり，膀胱結石や尿道瘻などの合併症をきたす可能性がある．合併症の回避のみならず患者の QOL を鑑みて，CIC は尿道カテーテル留置よりも優れており，安易な排尿管理の選択として尿道カテーテル留置は避けるべきである．

3 ▶ 自己間欠導尿が可能な条件

　自己で CIC を行う条件として，導尿可能な手指の運動機能を有し，日常的に水分摂取量に合わせた導尿間隔などを自己管理できる能力があることを満たす必要がある．そして何より，患者とその家族が清潔間欠導尿の意義について十分理解できていることが導入・継続の必須条件である．

　医療従事者においても，単に患者とその家族に CIC の方法の説明を行うだけでは十分とはいえず，CIC を行う必要性，受け入れや

理解の状況，実際に誰が行うのかなど，導入前には十分に確認する必要がある．特に，自己判断による導尿の中止や不定期な導尿は，腎盂腎炎などの重篤な合併症を引き起こすリスクがあることを患者・家族にしっかり理解してもらう必要がある．

（宮内康行）

 Knack あれこれ

感染時のための指導

・CIC 施行中に，感染のため尿が汚れていると，自己中止する例があるが，むしろ，回数を増やして水分をしっかり補給すべきであることをしっかり伝えておく．

使用・管理方法

1 ▶ 患者・家族指導

　はじめに，患者とその家族にCICを行う必要性についてしっかりと説明を行う．このときに，患者が自宅で実際にCICを施行する場所について問診・確認する．その場所で必要物品を準備するスペースが確保できるか，CICをする姿勢をとることができるかなどを判断する必要があるためである．

2 ▶ 挿入の手順

準　備

　指導を始める前に，自己導尿用カテーテルのほかに，潤滑剤と清浄綿を準備しておく．CICを始める前には，石けんと流水による手指衛生を行う．患者の身体機能に応じてベッド上や車いす，トイレの場合は便座に座る，片足を便座に上げる，立位になるなど，無理なく安全にCICを行える安定した姿勢を選択する．

外尿道口の確認（図1）

　男性の患者の場合，利き手ではないほうの手で陰茎をもたせ，外尿道口の位置を認識してもらう．包茎の場合は，包皮をできる限り翻転させ，亀頭を露出して外尿道口を確認する．清浄綿で外尿道口を中心として「の」の字を書くように外側に向かって拭いていく．

　女性の患者の場合は，小陰唇を利き手ではないほうの手で広げてもらうが，外尿道口は患者から見えづらいことが多く，指で外尿道口の凹みを触れて認識してもらう．わかりづらい場合には，実際に目視で外尿道口を確認するために手鏡を用意して外尿道口を指し示すこともある．清浄綿で会陰部を外尿道口から腟前庭の方向に（前から後ろに）拭く．

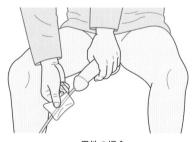

男性の場合

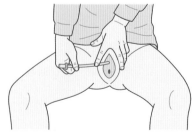

女性の場合

図1　自己導尿時の姿勢

カテーテルの挿入

カテーテルの先端から5 cmくらいのところを利き手でもち，カテーテルの先端に潤滑剤をつけた後，外尿道口にゆっくり挿入していく．

男性の患者では外尿道口にカテーテルを挿入する際，尿道損傷を避けるために陰茎を90°の方向（体幹と垂直）になるように前方に牽引する必要がある．女性の患者では，やや上向きにカテーテルを進めるようにする．

男性の場合は20 cmほど，女性の場合は5 cmほど進めてカテーテル先端が膀胱内に到達すると，尿がカテーテル内を通過して流出してくる．尿が流出してきた位置からさらに1 cmほど挿入して，そのまま抜けないようにカテーテルを保持するよう指導する．

膀胱内の尿が少なくなってくると，カテーテル先端の孔が膀胱壁に接触し閉塞することで，尿が流出しなくなる．尿が流れ出なくなった時点で，カテーテルを1cmほど手前に引いて先端を膀胱壁から離すようにして，再度尿の流出がないかを確認する．尿の流出があれば，流出がなくなるまでその深さでカテーテルを保持する．

この動作を繰り返して新たな尿流出がなくなれば，ゆっくりとカテーテルを尿道から抜いてくる．

3 ┃ カテーテルの選択

最近では，さまざまな自己導尿カテーテルが販売されているため，使い勝手のよいものを選択することができるようになってきている．カテーテルには，1回ずつ使い捨てるタイプのディスポーザブル（使い捨て型）カテーテルと，反復使用することができる再利用型カテーテルとがある．

ディスポーザブルカテーテルは一般の家庭ごみ（燃えるごみ）として廃棄可能である．再利用型カテーテルは，使用後のカテーテルを流水で洗浄し，保存ケースに収納する．保存ケース内の保存液は1日1回交換する．再利用型カテーテルは，1ヵ月に1回外来で新しいカテーテルと交換する．CICを行う患者や介護者の年齢や生活環境に合わせて，カテーテルを選択する．

4 ┃ 導尿回数の設定

実際にCICを開始するにあたり，個々の患者に合わせて実施する時間および回数の設定が必要になる．

この際，尿が溜まり過ぎて，膀胱が過伸展になってしまわないようにすることに留意する．実際には1日に排出する尿量に応じて，生活タイムスケジュールに合わせて4〜6時間ごとに1日4〜6回，1回の導尿量が300 mL程度になるように調整する．一般的に成人の場合は1日の尿量は1,200〜1,500 mLとされているので，1回の導尿量を300 mLとすると1日4〜5回の導尿を行うこ

とになる．

　また，尿量が多すぎたり，少なすぎたりする場合は，適切な水分摂取についても指導が必要である．そのときに排尿記録をつけておくことで，患者も自身の排尿状態をとらえることができ，適切な水分摂取量や CIC を行う時間の設定を理解しやすくなる．

　CIC は 1 日に数回行う必要があるが，通勤，通学の移動中や職場，学校にいる間など，CIC を施行することが難しい場合もある．それゆえ，CIC のコンプライアンスが低下することも少なくない．このような場合には，今一度 CIC の必要性を患者に説明し，適切で持続可能な排尿管理方法を再考し，他の排尿管理方法を併せて行うなど工夫を交えて継続していくことが重要である．

（宮内康行）

トラブルとその対処法

│ 1 │ 間欠導尿カテーテルのトラブルとは

　基本的には，ネラトンカテーテルで発生するトラブルとその対処法に準ずる（p.36）．なお，ディスポーザブルでない再利用カテーテルに関しては，劣化の状態に注意していく必要がある．

 こんなときは専門医へ相談しよう

- 挿入時，カテーテルに血液が付着した場合
- 挿入できなくなってきた場合
- 尿路感染症を頻回に発症する場合
- 1回の導尿量が 100 mL 未満の場合や 500 mL 以上が続くような場合
- その他，自己間欠導尿の持続が困難になった場合

（松木孝和）

 Knack あれこれ

膀胱容量が著明に低下している場合
- 膀胱容量が著明に低下している場合には，夜間頻尿に対する CIC が QOL を下げる原因になることがある．再留置可能なバルンカテーテルも開発されて使用されているため，昼間は間欠導尿を行い，夜間のみ再使用可能な留置カテーテルを用いる方法もあるが，保険診療の点数が支障となってなかなか導入は困難である

ナースによる日常管理

1 導入時の看護

アセスメントのポイント

CICの指示が出たとき，まず，看護師は対象となる患者の特徴をとらえることが必要である．CICを患者自身が行えるのか？（手の巧緻性），家族のサポートは受けられるのか？　CICの必要性が理解できているのか？（認知機能），CICできる環境はどうか？（家庭・職場のトイレ環境）などをアセスメントしながら，指導を進める必要がある．

長期的なCICが必要になった場合，日常生活に取り込めるようにプログラミングする必要もある．そこで，入院中から退院後まで継続的にサポートする必要がある．

指導の際の注意点

今まで自分で排尿できていたものが，カテーテルを使用しないと排尿できないというショックや，陰部を他人にみせないといけないという羞恥心からCICに対して抵抗感を抱く患者も少なくない．看護師は患者の気持ちを理解し，よりプライバシーに配慮したケアが求められる．

2 指導の実際

パンフレット

医師からCICの指導依頼を受け，看護師は指導用パンフレットなどを用いて患者に説明・指導を行う（図2）．

パンフレットは施設独自で作成されたものでもよいが，最近ではメーカーもパンフレットを作成しており，サイトなどからダウンロードできるものもあるため，使いやすいものを利用するとよい．

パンフレットに沿って指導を行うが，対象に応じてチェックリストを作成し，習熟度をみながら，指導を進めていく（小児の場合，導尿実施表を作成して，実施できたらシールを貼るなどといった達成感を促すツールを使用するとよい）．

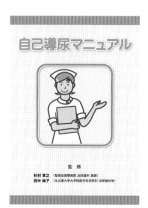

図2　患者指導用パンフレットの例
（クリエートメディックより提供）

必要物品

❶カテーテル

カテーテルは，大きく分けて再利用型カテーテル，ディスポーザブルカテーテル（使い捨て型）がある．さらに，ディスポーザブルカテーテルには，親水性コーティングされたものがある．

どのカテーテルを選択するかは，使いやすさ，使う場面，経済性によって選択する．自宅にいるときは再利用型，外出時にはディスポーザブルカテーテルと使い分けることもある．

カテーテルは，退院後，在宅自己導尿指導管理料（月1回）の算定によって支給される．特殊カテーテル加算もあり，選択するカテーテルによって金額が変わるため，注意が必要である．

❷消毒薬，潤滑剤（図3）

再利用型には，消毒薬，潤滑剤が必要だが，ディスポーザブルカテーテルは使い捨てであるため，消毒薬は不要である（親水性カテーテルは潤滑剤も不要）．なお，消毒薬の成分を含んだカテーテル潤滑・保存液もある．

❸計量器具

入院中は尿器を用いるが，退院後もときどき尿量を計測するために，容器を用意しておくことが望ましい．自宅では，計量カップやペットボトルに目盛りを付けて尿器代わりにすることもある．

❹排尿日誌

導尿回数を決めたり，自排尿後の残尿量を調べ，治療効果を知ったり，医療職との共通情報源として，排尿日誌は必要である．パンフレットと同様に，各メーカーのサイトなどからダウンロード可能なため，それらを利用するとよい（図4）．

❺清浄綿

尿道口を拭くために使用するが，非常時には手指衛生も兼ねる．

❻ごみ袋

必要に応じて用意しておく．

消毒薬 潤滑剤 消毒薬とグリセリンの混合液

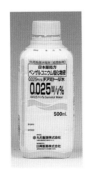 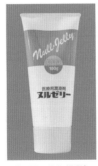 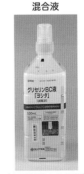

（丸石製薬より提供） （日医工より提供） （吉田製薬より提供）

図3 消毒薬，潤滑剤

❼キャップ，延長チューブ

再利用型カテーテルには，手の巧緻性が低下している場合にキャップが開けにくい製品があるが，最近では片手で簡単に開けられるマグネット式のキャップを採用している製品もある．

車いす上で導尿する際に，カテーテル先端から尿器もしくは便器までの距離がある場合には，延長チューブもあるので，患者の状態に合わせて選択する．

手　順

カテーテルの挿入手順は**表1**のとおりである．

(　　月　　日)				
	排尿時間	排尿量（mL）	導尿量（mL）	メモ
①				
②				
③				
④				
⑤				
⑥				
⑦				
⑧				
⑨				
⑩				

図4 排尿日誌（例）

3 ┃ 導尿回数の考え方

入院中は，留置カテーテル抜去後，最長4時間に1回は排尿を誘導する．そこで排尿がない場合，超音波による残尿測定，もしくはカテーテル挿入による残尿測定を行う．

残尿が100 mL以上の場合は，100 mL以下になるまで看護師による介助導尿を行う．その際，尿意の有無によって以下のように対応する．

外来でCIC開始の指示が出た場合は，間隔は1回排尿量か，尿管への逆流をきたす膀胱容量か，膀胱内圧のいずれかによって泌尿器科医が設定することが考えられる．そのため，設定内でいかに生活リズムを崩さずにCICが導入できるかが重要になる[1]．

尿閉，自尿がない

1回の導尿量が300 mL程度になることを目安にCIC回数を決める．起床時と就寝時は最低限行い，それ以外は飲水量，発汗量，下痢症状，発熱などの状態によって回数を設定する．

退院後は，起床時と就寝前のCICは順守してもらい，それ以外は生活スタイル（CIC

表1 カテーテルの挿入手順

1. 必要物品をそろえる	・手の届く位置に置いておく
2. 洗浄剤を使用して手を洗う	・水がなければウエットティッシュや清浄綿で拭く
3. 導尿ができる体位をとる	
4. 容器からカテーテルを取る	
5. 尿道口を清浄綿で拭く	・男性は尿道口を内から外に向けて円を描くように拭く ・女性は片方の手で小陰唇を広げ，もう片方の手で前から後ろに向けて拭く ・一方向に拭くことが大切である ・入浴などで陰部を常に清潔にしていれば，この手順は省略可
6. カテーテルを準備する	・再利用型はカテーテルの先端に潤滑剤をつける ・ディスポーザブル型は容器からカテーテルを取り出す
7. 尿道口よりカテーテルを挿入する	・男性は尿道をまっすぐ伸ばし，陰茎を上方に引っぱり挿入する．途中，尿道球部で引っ掛かる場合には深呼吸しゆっくり挿入する．カテーテルの根元まで挿入できたら，カテーテルの先端をゆっくり尿器・便器に向けて下ろす ・女性は初回は尿道口の確認のため，指で腟に触れ，看護師がカテーテルを挿入し，患者にカテーテル挿入口（尿道口）を触ってもらい，腟との距離を理解してもらう．鏡を使って位置を確認する方法もあるが，最終的には指の感覚で尿道口の位置を知ってもらう
8. 尿の流出を確認する	
9. 尿が出なくなったらゆっくり引き抜く	・膀胱内に尿が残らないようにする
10. 使用したカテーテルを片付ける	・再利用型は流水でよく洗い，消毒薬を浸した保存容器に入れる．消毒薬は1日1回交換する ・ディスポーザブル型は，一般の燃えるごみで廃棄する（女性はエチケットボックスへ，男性は捨てられる場所を確認してもらう）

できる場所，しやすい時間帯）に合わせて，回数設定を行う．排尿日誌を利用しながら患者とともに検討するとよい．なお，夜間の尿量が多く，夜中起きるのがつらい場合，間欠式バルンカテーテルの利用も検討する．

尿意があり，残尿が多い

自排尿直後（時間がずれても30分以内程度）にCICを行ってもらう．残尿量が50 mL以下になれば1回CICをスキップすることも可能だが，起床時・就寝時は残尿測定も兼ねてCICを行う．

ただし，自尿が増えて導尿量が減少すると，勝手にCICを中止する患者や，無理な腹圧をかけたり叩打法で膀胱を圧迫して，尿を出す患者もいるため，CICは自己中断しないように説明する必要がある．

4 ▍継続上の注意点

外来受診時の確認事項

　CIC を行っている患者は，内服薬の影響や腎機能の低下などによって，経年的に尿量が変化する可能性がある．導尿回数が固定化しても，受診前 3 日間くらいは排尿日誌を記載してもらい，尿量の変化を知ることで，導尿回数の見直しを行うことができる．

　また，年齢とともに手の巧緻性が低下したり，認知機能の低下で，カテーテルの扱いや，清潔操作が困難になったりすることがある．外来受診中，定期的に患者の状態を観察し，アセスメントする必要がある．場合によっては，より使いやすいカテーテルへの変更や，社会資源の利用も検討する．

小児への対応

　小児の場合，患児の年齢にもよるが，多くの場合で養育者（一般には母親）への指導が行われる．養育者には，導尿は医療行為だが，児の大切な排泄行為だということを強調することが必要である．CIC の一般導入時期は小学校入学前ごろとなるが，導入にあたり上記の成人のアセスメントに加え，清潔の観念が理解できるか，自己管理能力が備わっているかを見極める必要がある[2]．

　学校生活の中で，医療行為である CIC を嫌がる児は少なくない．集団の中で医療行為よりも友人関係を最優先にすることで，適切な管理ができない場合もある．そのようなときには，学校での様子や支援状況を聞き取り，用具を工夫したり，場合によっては，家族と医療職が連携して，学校関係者に学校生活の配慮を依頼することも必要となる[2]．

災害時の準備

　災害や非常時に備え，非常袋に予備のカテーテル，消毒薬，潤滑剤，清浄綿を準備しておくように指導する．

　また，避難所での CIC の遠慮から水分摂取を控える傾向があるが，合併症予防のためにも水分摂取は控えないように説明しておく．

　災害時にかぎらず，カテーテルは分散して保管することも大切である．

参考文献
1）帯刀朋代：外来・在宅における清潔間欠導尿（CIC）患者の看護．泌尿器ケア Uro-Lo，24（4）：93，2019．
2）鎌田直子：小児の間欠自己導尿．日本創傷・オストミー失禁管理学会編．排泄ケア管理ガイドブック—コンチネンスケアの充実を目指して，p.126，128，照林社，2017．
・　後藤百万他編：徹底ガイド排尿ケア Q & A．総合医学社，2006．

（近石昌子）

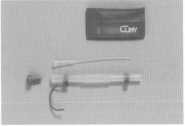

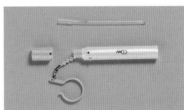

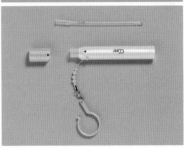

主な製品とその特徴

●セフティカテ

クリエートメディック株式会社

規格

【セット】
カテーテルケース 1 個
外ケース 1 個
キャップ 1 個
●女性用：全長 165mm／側孔 1 穴
　10Fr，12Fr，14Fr
●男性用：全長 300mm／側孔 1 穴
　10Fr，12Fr，14Fr
●男性用 L：
　12Fr／全長 350mm／側孔 1 穴
　14Fr／全長 385mm／側孔 2 穴
●小児用：
　9Fr／全長 265mm／側孔 1 穴
●チーマン用：
　全長 300mm／側孔 1 穴／先端チーマン
　12Fr，14Fr
●C.U.R 用：全長 395mm／側孔 5 穴
　14Fr，16Fr，18Fr，20Fr

【単品】
●女性用：12Fr，14Fr
●男性用：12Fr，14Fr
●男性用 L：12Fr，14Fr
●チーマン用：12Fr，14Fr
●C.U.R 用：14Fr，16Fr，18Fr

包装単位

5 セット／箱（単品 5 本／箱）

保険適用区分／償還価格

・C106 在宅自己導尿指導管理料／1,400 点
・C163 特殊カテーテル加算
1. 再利用型カテーテル／400 点

特徴・使い勝手など*

リユーズタイプのキットで，半分に折り曲げることのできるケースに消毒液を浸して側穴のネラトンカテーテルを入れ，必要時に取り出して使用する．自己導尿後にカテーテルを洗浄してケース内に収納しておき再利用する．持ち運び可能．

男性用は 300mm，女性用は 165mm．他にも，男性用のより長いタイプ（350・385mm），小児用，チーマンタイプおよび代用膀胱用のものがある．

●セフティカテピュールキャス

クリエートメディック株式会社

規格

カテーテルケース 1 個
●女性向け：全長 125mm／側孔 2 穴
　9Fr，12Fr，14Fr，12Fr ハード

包装単位

5 セット／箱

保険適用区分／償還価格

・C106 在宅自己導尿指導管理料／1,400 点
・C163 特殊カテーテル加算 1. 再利用型カテーテル／400 点

特徴・使い勝手など*

リップスティック型でカテーテルとはわかりにくいおしゃれな外観で，持ち運びに抵抗がないよう工夫されている．ハードはコシがあるため，挿入しやすい．女性用で，125mm のカテーテル用．

＊編者の使用経験を中心に記載．

間欠導尿用カテーテル

7

●セフティカテファストキャス

クリエートメディック株式会社

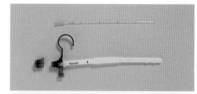

規格

カテーテルケース 1 個

- ●男性用：全長 270mm / 側孔 2 穴
12Fr, 14Fr
- ●小児用：9Fr / 全長 250mm / 側孔 1
穴
- ●チーマン用：
全長 270mm / 側孔 2 穴 / 先端チー
マン
12Fr, 14Fr

包装単位

5 セット / 箱

保険適用区分／償還価格

- ・C106 在宅自己導尿指導管理料
/ 1,400 点
- ・C163 特殊カテーテル加算
  1. 再利用型カテーテル / 400 点

特徴・使い勝手など*

収納用ケースの蓋が蝶番状に開け
ることができ，そのまま排尿に利
用できる．他に女性用，小児用お
よびチーマン用がある．

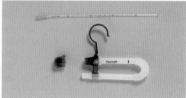

● RUSCH フローキャスクイック

クリエートメディック株式会社

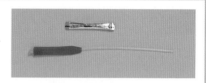

規格

- ●女性向け：全長 200mm / 側孔 2 穴
8Fr, 10Fr, 12Fr, 14Fr, 16Fr
- ●男性向け：全長 400mm / 側孔 2 穴
8Fr, 10Fr, 12Fr, 14Fr, 16Fr

包装単位

30 本 / 箱

保険適用区分／償還価格

- ・C106 在宅自己導尿指導管理料 /

1,400 点
- ・C163 特殊カテーテル加算
  2. 間歇導尿用ディスポーザブルカテー
テル
  イ）親水性コーティングを有するもの
  (1) 60 本以上 90 本未満の場合 / 1,700
点
  (2) 90 本以上 120 本未満の場合 /
1,900 点
  (3) 120 本以上の場合 / 2,100 点

特徴・使い勝手など*

ディスポの間欠導尿用ネラトンカテーテ
ルに，ワンタッチで使用できる潤滑・消
毒薬がセットになっており，使用前に袋
内で処理して消毒してから使用する．

●スピーディカテ®　ネラトン 20

コロプラスト株式会社

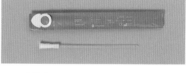

規格

6 Fr/20cm, 8 Fr/20cm, 10 Fr/20cm,
12 Fr/20cm, 14 Fr/20cm

包装単位

30 本 / 箱

保険適用区分／償還価格

C163 特殊カテーテル加算
イ．親水性コーティングを有するもの

(1) 60 本以上 90 本未満の場合 /
1,700 点
(2) 90 本以上 120 本未満の場合 /
1,900 点
(3) 120 本以上の場合 / 2,100 点

特徴・使い勝手など*

ディスポーザブルタイプのカテーテル．
左右の側穴二ヵ所のネラトンカテーテル
で潤滑・消毒薬に浸されており，そのま
ま使用できる．
標準的な親水性コーティングカテーテル
で適度なコシがあり，豊富なバリエー
ションが特徴．最もシンプルな操作が可
能なカテーテル．20cm タイプは，女性
や小児の間欠導尿に適する．

●スピーディカテ®　ネラトン 30

コロプラスト株式会社

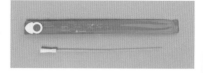

規格

8 Fr/30cm, 10 Fr/30cm, 12 Fr/30cm

包装単位

30 本 / 箱

保険適用区分／償還価格

C163 特殊カテーテル加算
イ．親水性コーティングを有するもの

(1) 60 本以上 90 本未満の場合 /
1,700 点
(2) 90 本以上 120 本未満の場合 /
1,900 点
(3) 120 本以上の場合 / 2,100 点

特徴・使い勝手など*

ディスポーザブルタイプのカテーテル．
左右の側穴二ヵ所のネラトンカテーテル
で潤滑・消毒薬に浸されており，そのま
ま使用できる．標準的な親水性コーティ
ングカテーテルで適度なコシがあり，豊
富なバリエーションが特徴．最もシンプ
ルな操作が可能なカテーテル．30cm タ
イプは成人男性の間欠導尿に適する．

●スピーディカテ® ネラトン 40

コロプラスト株式会社

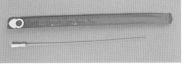

規格
8 Fr/39cm，10 Fr/39cm，
12 Fr/39cm，14 Fr/39cm

包装単位
30 本 / 箱

保険適用区分／償還価格
C163 特殊カテーテル加算
イ．親水性コーティングを有するもの

(1) 60 本以上 90 本未満の場合 /
1,700 点
(2) 90 本以上 120 本未満の場合 /
1,900 点
(3) 120 本以上の場合 / 2,100 点

特徴・使い勝手など*
ディスポタイプのカテーテル．左右の側穴二ヵ所のネラトンカテーテルで潤滑・消毒薬が浸されており，そのまま使用できる．標準的な親水性コーティングカテーテルで適度なコシがあり，豊富なバリエーションが特徴．最もシンプルな操作が可能なカテーテル．40cm タイプは，成人男性や，女性が立位で行う間欠導尿に適する．

●スピーディカテ® チーマン 40

コロプラスト株式会社

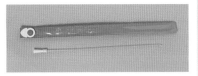

規格
10 Fr/39cm，12 Fr/39cm

包装単位
30 本 / 箱

保険適用区分／償還価格
C163 特殊カテーテル加算

イ．親水性コーティングを有するもの
(1) 60 本以上 90 本未満の場合 /1,700点
(2) 90 本以上 120 本未満の場合 /1,900点
(3) 120 本以上の場合 /2,100 点

特徴・使い勝手など*
カテーテルの先がわずかに曲がり，チーマンタイプになっている．ネラトンタイプと同様，適度なコシがある．
尿道狭窄や前立腺肥大症など挿入困難なシーンで活躍するカテーテル．

●スピーディカテ® ナビ 30

コロプラスト株式会社

規格
10 Fr/30cm，12 Fr/30cm

包装単位
30 本 / 箱

保険適用区分／償還価格
C163 特殊カテーテル加算
イ．親水性コーティングを有するもの

(1) 60 本以上 90 本未満の場合 /
1,700 点
(2) 90 本以上 120 本未満の場合 /
1,900 点
(3) 120 本以上の場合 / 2,100 点

特徴・使い勝手など*
男性の尿道特有の弯曲・屈曲に沿うようにデザインされた，コロプラスト独自のフレキシブルな先端をもつカテーテル．カテーテルに親水性のコーティングがなされ，尿道の損傷を抑える工夫がされている．カテーテルの先が球形に加工されており，導尿がしやすくなる工夫がされている．30cm タイプは，学童期から成人男児の間欠導尿に適する．

●スピーディカテ® ナビ 40

コロプラスト株式会社

規格
10 Fr/39cm，12 Fr/39cm，
14 Fr/39cm，16 Fr/39cm

包装単位
30 本 / 箱

保険適用区分／償還価格
C163 特殊カテーテル加算
イ．親水性コーティングを有するもの

(1) 60 本以上 90 本未満の場合 /
1,700 点
(2) 90 本以上 120 本未満の場合 /
1,900 点
(3) 120 本以上の場合 / 2,100 点

特徴・使い勝手など*
男性の尿道特有の弯曲・屈曲に沿うようにデザインされた，コロプラスト独自のフレキシブルな先端をもつカテーテル．カテーテルに親水性のコーティングがなされ，尿道の損傷を抑える工夫がされている．カテーテルの先が球形に加工されており，導尿がしやすくなる工夫がされている．40cm タイプは成人男性の間欠導尿に適する．

●スピーディカテ® コンパクト M 男性用
コロプラスト株式会社

規格
先端部分 12 Fr
手元部分 18 Fr
カテーテル有効長 30 cm
使用時の全長 33cm

包装単位
30 本 / 箱

保険適用区分／償還価格
C163 特殊カテーテル加算

イ．親水性コーティングを有するもの
(1) 60 本以上 90 本未満の場合 / 1,700 点
(2) 90 本以上 120 本未満の場合 / 1,900 点
(3) 120 本以上の場合 / 2,100 点

特徴・使い勝手など*
人目が気になる状況でも目立ちにくい，コンパクトな男性用カテーテル．ディス

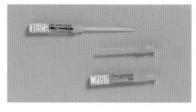

ポーザブルタイプ．専用の収納容器に入れて使用する．カテーテルは入れ子状になっており，使用時には内筒を引っ張り出して使用する．内筒（先端半分）は柔らかく，外筒は硬くコシが極端に強い筒になっているので，使用者によっては導尿しやすい可能性がある．

●スピーディカテ® コンパクト F 女性用
コロプラスト株式会社

規格
8 Fr，10 Fr，12 Fr，14 Fr
カテーテル有効長 7cm
使用時の全長 14cm

包装単位
30 本 / 箱

保険適用区分／償還価格
C163 特殊カテーテル加算

イ．親水性コーティングを有するもの
(1) 60 本以上 90 本未満の場合 / 1,700 点
(2) 90 本以上 120 本未満の場合 / 1,900 点
(3) 120 本以上の場合 / 2,100 点

特徴・使い勝手など*
同タイプの女性用．人目が気になる状況

でも目立ちにくい，最もコンパクトな女性用カテーテル．人差し指程度の外筒を引っ張ると入れ子状の内筒が引っ張り出されてセットされる．

● Magic3 Go
株式会社メディコン

規格
●男性用全長 40cm
10Fr，12Fr，14Fr，16Fr，18Fr，20Fr
●女性用全長 15cm
8Fr，10Fr，12Fr，14Fr，18Fr
●チーマン 全長 40cm
10Fr，12Fr，14Fr，16Fr，18Fr
●小児用 25cm
6Fr，8Fr，10Fr

包装単位
30 本 / 箱

保険適用区分／償還価格
・C163 特殊カテーテル加算
2 間歇導尿用ディスポーザブルカテーテル
イ）親水性コーティングを有するもの
(1) 60 本以上 90 本未満の場合 / 1,700 点

(2) 90 本以上 120 本未満の場合 / 1,900 点
(3) 120 本以上の場合 / 2,100 点

特徴・使い勝手など*
親水性コーティングのオールシリコンカテーテル．袋に指付きタブがあり，簡単に開封できる．袋も三つ折りすることで，コンパクトになる．カテーテルにグリッパーがついており，直接カテーテルに触れることなく挿入しやすい．

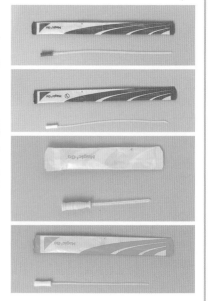

●ジェントルカテ Glide
コンバテックジャパン株式会社

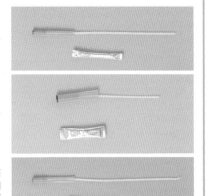

規格
- ●男性用全長 40cm
8Fr, 10Fr, 12Fr, 14Fr, 16Fr
- ●女性用全長 18cm
8Fr, 10Fr, 12Fr, 14Fr, 16Fr
- ●チーマン 全長 40cm
10Fr, 12Fr, 14Fr

包装単位
30 本 / 箱

保険適用区分／償還価格
- C106 在宅自己導尿指導管理料 /
  1,400 点
- C163 特殊カテーテル加算
2 間歇導尿用ディスポーザブルカテーテ
ル

イ）親水性コーティングを有する
もの
(1) 60 本以上 90 本未満の場合 /
1,700 点
(2) 90 本以上 120 本未満の場合 /
1,900 点
(3) 120 本以上の場合 / 2,100 点

特徴・使い勝手など*
親水性コーティング．袋内に滅菌
精製水入りのパックがあり，使用
前にそのパックをつぶし袋内に精
製水をいきわたらせることで，カ
テーテルの表面が滑らかになる．
カテーテルに保護スリーブがつい
ており，直接手がカテーテルに触れず使
用できる．

● DIB マイセルフカテーテルスタンダード
株式会社ディヴインターナショナル

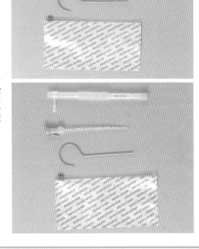

規格
- ●小児用全長 25.5cm
8Fr
- ●男性用全長 32.5cm
12Fr, 14Fr
- ●女性用全長 17.5cm

包装単位
5 本 / 箱

保険適用区分／償還価格
- C106 在宅自己導尿指導管理料 /

1,400 点
- C163 特殊カテーテル加算
1. 再利用型カテーテル /400 点

特徴・使い勝手など*
再利用型のシリコンカテーテル．
DIB キャップを接続することで片
手で蓋の開閉が可能．収納容器が
二つに折れるためコンパクトに収
納できる．消毒液使用で 1ヵ月使
用可能．

● DIB マイセルフカテーテルキャップオンケース

株式会社ディヴインターナショナル

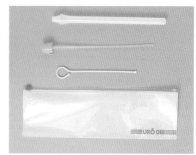

規格
●男性用全長 25cm/ 先孔含めた 2 孔
12Fr，14Fr
●女性用全長 12cm/ 先孔含めた 2 孔
12Fr，14Fr

包装単位
5 本 / 箱

保険適用区分／償還価格
• C106 在宅自己導尿指導管理料
／1,400 点
• C163 特殊カテーテル加算
1．再利用型カテーテル /400 点

特徴・使い勝手など*
再利用型，業界最小のカテーテル
長．

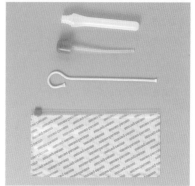

● DIB マイセルフカテーテルセミハード

株式会社ディヴインターナショナル

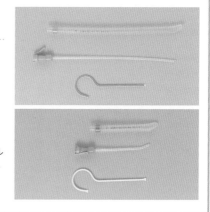

規格
●男性用全長 33cm/ 先孔含めた 2 孔
12Fr，14Fr
●女性用全長 16.3cm/ 先孔含めた 2 孔
12Fr，14Fr
●チーマンタイプ全長 35.3cm/ 1 孔
12Fr，14Fr

包装単位
5 本 / 箱

保険適用区分／償還価格
• C106 在宅自己導尿指導管理料
／1,400 点
• C163 特殊カテーテル加算
1．再利用型カテーテル /400 点

特徴・使い勝手など*
カテーテルが二重構造．マイセル
フカテーテルシリーズで一番硬い．

●間欠式バルンカテール

株式会社ディヴインターナショナル

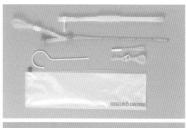
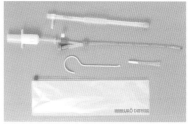

規格
- ●スタンダード全長 37cm
- 8Fr，12Fr，14Fr，16Fr
- ● L タイプ全長 43cm
- 14Fr
- ● D タイプ全長 37cm（リザーバー脱着式）
- 12Fr，14Fr
- ● DL タイプ全長 43cm
- 14Fr
- ●チーマンタイプ全長 37cm
- 12Fr，14Fr

フレキシフック，DIB キャップ，防水ケース，バッグ用アタッチメント

包装単位

2 本 / 箱

保険適用区分／償還価格

- ・C106 在宅自己導尿指導管理料 / 1,400 点
- ・C163 特殊カテーテル加算
- 3. 間歇バルーンカテーテル / 1,000 点

特徴・使い勝手など*

昼間 CIC を行い，夜間多尿時一時的にバルン留置を行うハイブリッド型尿道カテーテル.

（松木孝和，近石昌子）

尿路ストーマ

適　応

1 尿路ストーマ・尿路変向術とは

　ストーマとは，消化管や尿路を人為的に体外に誘導して造設された開放口である[1]．尿路ストーマ（ウロストーマ）は尿路の開放口であり，尿路ストーマを造設する手術を尿路変向術という．

2 尿路変向術の適応

　尿路変向術は尿路である腎盂，尿管，膀胱，尿道のいずれかの解剖学的な形態の異常があったり，尿路の機能が疾患や治療・手術などにより損なわれた場合に，生理的な経路を通らずに尿の排出経路を確保するために行われる．尿路変向術を必要とする病態には，**表1**のようなものがある．**表2**に適応（対象）となりうる代表的な疾患を示す．

表1 尿路変向術が必要な病態

- 癌の根治を目的とし，膀胱など尿路の一部を摘出する手術が必要な場合
- 癌の浸潤や炎症性疾患などによって尿路に不可逆的な通過障害がある場合
- 何らかの先天性または後天性疾患によって尿路の機能に障害が起こり，修復が困難な場合など

表2 尿路変向術の適応

良性疾患	先天性疾患	・膀胱外反症，総排泄腔外反症，巨大水腎症・巨大尿管など
	自己免疫，炎症性疾患など	・IgG4 関連疾患などによる尿管通過障害 ・尿路結石などによる閉塞性腎盂腎炎，外照射後尿管狭窄による水腎症 ・尿路閉塞を伴う反復する尿路感染症など ・膀胱結核，間質性膀胱炎などによる萎縮膀胱 ・重度の膀胱腸瘻など
	脊髄損傷などの神経疾患	・神経因性膀胱，重度の尿失禁
	事故や外傷	・骨盤骨折に伴う尿道損傷
悪性疾患	泌尿器系	・膀胱癌，尿道癌
	泌尿器系以外の腫瘍	・直腸癌，子宮頸癌，外陰部腫瘍など
	癌治療に伴う合併症	・放射線照射後，BCG 膀胱内注入後の萎縮膀胱 ・医原性尿管損傷など
	癌の浸潤による尿管閉塞	・胃癌，大腸癌，子宮癌など

3 | 尿路変向術の種類

　尿路変向術には，尿路ストーマの造設を行うものと行わないものがある．また，カテーテルを留置する方法（腎瘻，膀胱瘻）とそうでないものにも分けられる．

　主にカテーテルを留置する尿路変向術（結石性腎盂腎炎に対する腎瘻造設術など）では，治療終了後にカテーテルを抜去できることがあるが，膀胱全摘術や骨盤内臓器全摘術に伴う回腸導管造設術や新膀胱造設術などでは，一般的には永久的な造設となる．

　一方，先天性の巨大水腎症や巨大尿管に対する腎盂尿管皮膚瘻造設術や後部尿道弁に対する膀胱皮膚瘻造設術など，成長を待って尿路再建を検討する場合は，一時的な尿路変向も選択される．

参考文献

1）日本ストーマ・排泄リハビリテーション学会：ストーマ・排泄リハビリテーション学用語集 第4版．p.34，金原出版，2020．

（上田修史）

8

尿路ストーマ

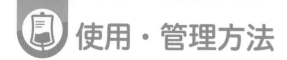

使用・管理方法

1 ▶ 尿路変向術の術式

尿路変向術の種類には失禁型（非禁制型）と非失禁型（禁制型）がある（**表3**）．非失禁型の自排尿型新膀胱では，当然ながらウロストーマの造設は必要ない．代表的な尿路変向術の術式と特徴を**図1**に示す．

表3 尿路変向術の種類

種類	術式	集尿袋	導尿
失禁型ストーマ	尿管皮膚瘻造設術，回腸導管造設術，腎瘻造設術，膀胱瘻造設術など	必要	不要
禁制型ストーマ	コック法，マインツ法，インディアナ法など	不要	必要

	尿管皮膚瘻	回腸導管	新膀胱
	右腎　左腎 尿管 ストーマ	右腎　左腎 回腸　尿管 ストーマ	右腎　左腎 尿管 パウチ 導管部 ストーマ
回腸利用	なし	約15〜20 cm	約30〜60 cm
ストーマケア	比較的困難	比較的容易	比較的容易

図1 尿路変向術の術式と特徴

2 ▶ 尿路ストーマの管理

装具の交換方法

失禁型の尿路ストーマの場合，尿が自分の意思とは関係なく排泄されるため，ストーマ用装具が必要となる．装具の交換方法を以下に示す．

❶物品の準備

新しい装具（ツーピースの場合はストーマ袋と面板を合わせておく．排泄口が閉じてい

108

るか確認をする），石けん，ティッシュや
キッチンペーパー（ストーマやストーマ周囲
の皮膚を洗うため），ビニール袋（使用済み
装具入れ）を準備する．

❷装具の剥離

　皮膚と面板の間に指を入れ，皮膚を押さえ
るような形でゆっくり装具を剥離する．勢い
よく剥がしてしまうと，皮膚を傷つけてかぶ
れの原因になることがある．面板が剥がれづ
らい場合は皮膚用剥離剤（リムーバー）を使
用し，皮膚と面板の間にしみこませながら剥
がす．

❸皮膚の洗浄

　ストーマ周囲をティッシュやキッチンペー
パーで拭き取る．よく泡立てた石けんでス
トーマの周囲の皮膚を優しく洗い，シャワー
で流す．皮膚が荒れたり，装具がうまく貼り

つかない原因となるため，石けんはしっかり
と洗い流すようにする．

❹皮膚の乾燥

　洗った後は，乾いたキッチンペーパーで押
さえ拭きして皮膚の余分な水分を取り除く．
ドライヤーの使用は，皮膚や粘膜を傷めるこ
とがあるため勧められない．

❺装具の貼付

　おなかの皺やたるみを伸ばして装具を貼
る．皺やたるみをきちんと伸ばして貼らない
と尿漏れの原因となる．面板は体温で貼りつ
く力が強くなるため，装具を貼った後は2〜
3分押さえると密着しやすくなる．夏場など
汗をかいたまま装具を貼ると密着が悪くなる
ため，注意する．

（上田修史）

⚠ トラブルとその対処法

1 ▶ 尿路ストーマのトラブルとは

ストーマ使用時には，尿の漏れによる皮膚の炎症や感染，ストーマ装具による皮膚の損傷がしばしば問題となる．

皮膚の炎症や感染は多くの場合，尿の漏出によって発症するが，これは皮膚が尿に曝されることによる刺激が主な原因であるため，清潔保持が必要不可欠である．また，接着剤（粘着剤）や皮膚保護剤の化学的な刺激によっても炎症反応がみられることがある．

さらに，装具が固定されることによる皮膚への刺激が皮膚の損傷を招くため，装具の補正，装具の適切な交換，清潔保持が重要となる．

装具の補正

尿の漏出により，ストーマ周辺の皮膚に炎症がみられる場合には，面板ストーマ孔サイズの不一致，ストーマ高の低下，陥没・ひきつれ・くぼみなどの原因が考えられる．このような状態では，隙間から容易に尿が漏出してしまうため，ストーマ孔サイズの変更，固定ベルト使用によるストーマ周辺への面板の密着度の強化，凸面のある面板への変更などストーマの状態に合わせて補正を行う．また，化学的な刺激により皮膚の炎症を起こす場合には，

接着剤や皮膚保護剤を変更してみるのもよい．

装具の適切な交換

ストーマ装具の交換時期は，装着している面板の皮膚保護剤の種類，季節（夏の暑い時期は交換頻度を上げる），皮膚の状態などによって異なるが，おおむね2〜5日での交換を必要とする．交換時（剥離・装着時）に皮膚に刺激を与えるため，愛護的な操作を行う．なお，装具の剥離後には皮膚に付着している尿を拭き取り，石けんなど（刺激の少ないもの）で優しく洗い流す．洗浄不足や過剰洗浄，乾燥時のドライヤー使用など，皮膚損傷を起こさないように注意する．

清潔保持

装具の交換時には皮膚の洗浄を行うが，このときにはストーマ周辺の皮膚やパウチ外部に付着した尿も拭き取り，清潔を保持する．また，尿が乾燥して皮膚にこびりついている場合には，摩擦を防ぐため水に濡らしたティッシュなどで尿を拭き取る．

（上田修史）

🏥 こんなときは専門医へ相談しよう

・QOL を著しく下げるようなトラブルが継続する場合
・ほか，本項で紹介した内容で対応困難な場合

（松木孝和）

ナースによる日常管理

1 | 術前ケア

術前オリエンテーション

❶術前オリエンテーションの意義

ストーマ造設にあたって，術前オリエンテーションは非常に重要である．術前のケアが術後のストーマ受容やQOLの80%を左右するといっても過言ではない．そのため，患者の心理状態や状況に応じたオリエンテーションが重要となる．

❷術前オリエンテーションのポイント

術前，患者はまず医師から癌であることを告げられ，さらに排泄経路を変更しなければならなくなったという二重のショックを受け

ることになる（図2）．そのため，術後になると患者は「手術前の説明はよく覚えていない」と話すことも多い．

このような心理状態の患者にストーマ造設の必要性を理解してもらい，納得して手術が行えるよう援助するには，一方的な情報提供ではなく，患者が今必要としている情報や不安を抱いている内容を確認しながら進めていくことが重要である．

なお，筆者は術前オリエンテーションの際，「大丈夫ですよ．必ず最後まで私が責任をもってかかわっていきますからね」と声掛けをするようにしているが，この言葉は術後の患者も覚えていてくれることが多い．

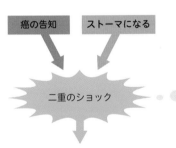

癌の告知　ストーマになる

・排泄経路が変わる
・排泄のコントロール機能が失われる
・ボディイメージが変化する
・手術はどうなるのか？
・予後は？

二重のショック

看護師は手術とストーマ造設の必要性を理解し，納得できるよう援助する

図2 術前の患者の心理状態

インフォームド・コンセント

インフォームド・コンセントとは，医師が患者に対して治療方法の内容や意味，効果，危険性，予後や治療にかかる費用などについて，十分かつわかりやすく説明し，そのうえで治療の同意を得ることを指す．患者の意思決定支援を考えるのであれば，本人が判断するために必要な情報を提供することが求められる．

ストーマサイトマーキング

❶ストーマサイトマーキングの目的と考え方

ストーマサイトマーキングは，術後の患者のQOLを維持・向上させる上で大切なものであることを意識し，実施する必要がある．装具を装着した際に排泄物が漏れないような適切な位置（姿勢の変化などに影響されない一定の平面を得られる場所）にマーキングできるかどうかは，患者のセルフケアの習得にも影響をもたらす．

また，ストーマサイトマーキングに患者自身が参加し，ストーマの位置を最終決定することは社会復帰への準備にもなる．医療者とのコミュニケーションの場ともなり，信頼関係を構築する機会にもなると考える．

❷ストーマサイトマーキングの基準

ストーマサイトマーキングの基準として，「クリーブランドクリニックの原則」がよく用いられるが，これはすべての患者に当てはまるわけではない（表4）．

例えば，肥満の場合は，腹部脂肪層の頂点より少し上のほうが，患者にとっては見やすい位置となる．一方，痩せ型の場合は，骨突起が皮膚のくぼみの原因となる場合がある．あるいは高齢者の場合には，皮膚のたるみによって仰臥位と立位で3～4cm位置が変わることもある．

このように，さまざまな情報の整理と個々の患者の生活を踏まえた全人的なアセスメントをし，セルフケアしやすい位置を患者とともに決定することが重要である．

なお，筆者の場合はストーマサイトマーキングの時点でできあがるだろうストーマの状態を意識しながら，あらかじめ2～3種類のストーマ装具を想定するようにしている．無駄な装具を業者に試供品依頼することで，患者が購入する装具が高額になるからである．

❸術式によるマーキングの違い（図3）

尿管皮膚瘻では，利用できる尿管の長さ，血流障害を考慮して行う．尿管の長さに制約があることを考えて，複数の位置にマーキングを行う．両側尿管皮膚瘻の場合は，面板に余裕があるようにマーキングを行う．

回腸導管では，回腸を使用するために，右下腹部にマーキングを行う．腹直筋内で平面が得られ，安定した位置を選択する．

表4　ストーマサイトマーキングの原則

クリーブランドクリニックの原則 →標準体型の患者には有用	ストーマサイトマーキングの原則 →さまざまな体形に共通
1. 臍より低い位置 2. 腹部脂肪層の頂点 3. 腹直筋を貫く位置 4. 皮膚のくぼみ，皺，上前腸骨棘の近くを避けた位置 5. 本人が見えることができ，セルフケアがしやすい位置	1. 腹直筋を貫通させる 2. あらゆる体位（仰臥位・坐位・立位・前屈位）をとり，皺や瘢痕，骨突起，臍を避ける 3. 坐位で患者自身が見ることができる 4. ストーマ周囲平面の確保できる位置

（大村裕子ほか：クリーブランドクリニックのストーマサイトマーキングの原則の妥当性．日本ストーマリハ学会誌．1998；14（2）：33-40．より作成）

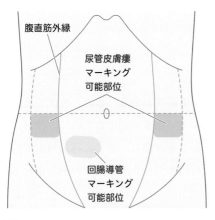

図3 術式によるマーキング位置の違い

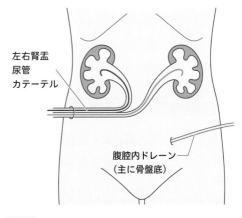

図4 尿管皮膚瘻術後のカテーテル位置

2 術後のカテーテル管理

尿管皮膚瘻造設術後の管理

尿管皮膚瘻は低侵襲な手術であり，高齢者やハイリスク症例の患者に適応となる．一側合流尿管と両側尿管がある．いずれも狭窄・感染を起さないよう，確実なカテーテル管理を行う必要がある．なお，一番大切な観察項目は，「尿の流出があるか？　どのように尿が排出しているか？」である．

❶カテーテルに関するケア

術後は狭窄予防のために，シングルJカテーテルが挿入されている．尿管を皮膚に固定している位置にカテーテルも固定されている（図4）．

尿管皮膚瘻では，狭窄を起こす確率が高いため，永久的にステントが留置されることもある．そこで，ステントが抜けかかっていないかチェックするために，カテーテルの長さを計測し，固定している部分にずれはないか，抜けかかっていないか，過挿入になって

いないかを入念に観察する必要がある．

また，一側合流尿管の場合，カテーテルが左右の腎臓のどちらに挿入されているか，スタッフが観察しやすいように，カテーテルの色を変える，先端の切り口を変えるなど，院内で統一した方法で区別する必要がある．

❷カテーテル以外の観察項目

術後の水分バランスチェックの指標として，尿量管理は重要である．また，尿管ステントの刺激による腎盂尿管やストーマからの出血によって血尿をきたすことがある．

発熱，腰背部痛などの訴えがあるときは，急性腎盂腎炎を疑う．尿排出の有無・量などを観察し，医師にすみやかに報告する必要がある．

❸退院後のトラブル

退院後にカテーテルが抜去した場合，早急に泌尿器科外来に受診するように伝える．

また，カテーテルのない状態で退院した場

合でも，尿がピューッと勢いよく飛ぶような場合には尿管狭窄を疑うため，受診が必要である．

回腸導管造設術後の管理

回腸導管は，腸管操作を行い吻合部が多い手術であるため，手術部位感染が多い傾向にある．皮膚表面の創部はもちろん，腸管吻合部も含めて観察することが重要である．吻合部の観察には，ドレーン・尿管カテーテルの管理，尿の性状や量の観察が必要である．

❶カテーテルに関するケア

術後は，ストーマからスプリントカテーテルが2本出ている．左右の尿管に導管・尿管

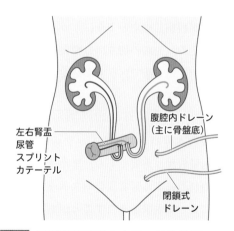

左右腎盂
尿管
スプリント
カテーテル

腹腔内ドレーン
（主に骨盤底）

閉鎖式
ドレーン

図5 回腸導管術後のカテーテル位置

吻合部を超えてスプリントカテーテルが留置されている（図5）．カテーテルの左右は，カテーテルの先端を斜めカットにする，左右の長さを変えるなど，院内で統一した方法で区別する必要がある．また，カテーテルが抜けていないかを確認するために，検温時に左右の長さを計測し，必ず記録に残しておく．

左右のカテーテルから尿の流出があることを確認する．カテーテルからの尿の流出がない場合は，すみやかに医師に報告し，カテーテルの洗浄を行い閉塞の有無を調べる．

カテーテルに触れる場合，不潔にならないように，鑷子か清潔ガーゼを用いる．尿が逆流しないようにカテーテルの先端は，必ず逆流防止弁の手前になるように位置を確認する．

カテーテルに閉塞・狭窄が起こると，吻合部の癒合していない導管内に尿が貯留し，圧が高くなり縫合不全の原因となる．

❷装具の選択（図6）

カテーテル管理のために，術直後は窓付き装具か二品系の装具を選択する．

術後尿は，無菌の状態で排出されるが，空気に触れるとアルカリ性に傾き細菌繁殖の場となる．逆行性感染を起こさないために，逆流防止弁付き装具を選択し，排尿バッグに接続してドレナージを徹底する．

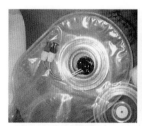

窓付き装具

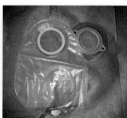

二品型装具

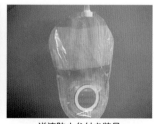

逆流防止弁付き装具

図6 回腸導管術後の術直後装具

新膀胱造設術後の管理

新膀胱では，尿管と新膀胱の吻合および尿道と新膀胱の吻合操作が必要となる．新膀胱は，適切な自己管理を行わないと膀胱機能が低下したり，排尿障害・代謝異常・腎機能障害・結石・尿路感染を引き起こすことがある．新膀胱の機能を維持するためには，患者・家族（キーパーソン）に適切な排尿管理が必要であることを理解してもらう必要がある．

❶膀胱洗浄

尿管新膀胱吻合部には，シングルJカテーテルを挿入し，新膀胱を通して腹壁を貫通させて体表に固定する．尿道新膀胱吻合部には，尿道バルンカテーテルを留置し，自排尿を回避する．また，術直後の新膀胱内には腸管剥離物が貯留するため，カテーテル閉塞が起こりやすい（図7）．

手術翌日より，カテーテル閉塞の予防のための膀胱洗浄を行う．腸粘液が多い場合は1日2回行い，回収液がきれいになるまで洗浄を続ける．

❷異常への対応

尿量が減少したときは，カテーテル閉塞やドレーンの排液の量に異常がないかを確認する．その他，循環血液減少による脱水や術後出血，腎不全など，原因となるものはないかをアセスメントする．

ドレーン排液の異常については，血性排液の増加は術後出血，透明な排液は吻合部からの尿リーク，混濁・便性の排液は腸管吻合部からのリークを疑う．

いずれも勤務ごとに細かくチェックし，異常があればすみやかに医師に報告する．

❸患者指導

新膀胱は自律収縮がなく尿意もないため，膀胱の過伸展や破裂の危険性がある．長期に膀胱機能が保持できるよう，計画的な排尿訓練を退院時指導に組み入れる必要がある．

また，自排尿が困難な場合には，自己導尿が必要になる．尿路感染予防のために，1日の排尿量が1,500 mL 程度になるように水分摂取を促す必要がある．

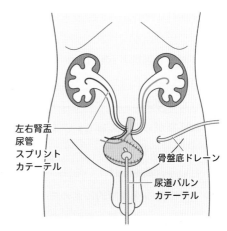

左右腎盂
尿管
スプリント
カテーテル

骨盤底ドレーン

尿道バルン
カテーテル

図7 新膀胱術後のカテーテル位置

セルフケア指導

ここでは，看護師がストーマケアを行う際の心構えを紹介する．指導時に行うストーマケアの基本的な流れは「使用・管理方法」（p.108）を参照されたい．

ストーマのセルフケア指導は，術直後から始まる．患者は自身のストーマを直視することになるが，ほとんどの患者が「不安である」「自分にケアができるのだろうか？　退院までに覚えられるのだろうか？」といったことを口にする．

医療従事者による術後1週間のセルフケア指導は非常に重要であるが，このときに指導するスタッフの手技がバラバラである，面板からの尿漏れがある，装具の装着時にもたつく，などといったことは避けなければならない．患者が「看護師でも難しいのだから自分にはできないのではないか？」と不安を抱いてしまうためである．スマートにテキパキと説明を加えながら行ってほしい．なお，筆者は必ずケアの最後に「ネッ！すごく簡単でしょ」という言葉をかけている．

セルフケア指導を段階的に進めていくにあたり，患者によって理解や習得のスピードが異なることを意識する必要がある．すべてを教科書通りに進めるのではなく，個々のセルフケア能力をアセスメントし，一連のセルフケア動作の中で，患者ができること，できないことを明確にする必要がある．

筆者は昔，アセスメント不足で失敗した経験がある．長年リウマチを患い両手の手指が変形している患者を担当した際，筆者は両手

ともに人差し指のみ辛うじて使える状態だと思い込んで指導を開始した．しかし，その患者は長年の変形した指に慣れており，器用にハサミも使用するなど，日常生活に何も支障がないことが判明した．思い込みで十分なアセスメントができていなかったことを深く反省した事例である．

このように「できないに違いない」と決めつけるのではなく，なぜできないと判断したのか，実際にはどのような状態なのかをアセスメントし，指導を進めてほしい．

このとき，セルフケア能力に合わせた装具の選択や，キーパーソンは誰なのか，家族の状態などを考慮しながら継続看護につなげたい．近年は老々介護が増加し，家族以外がキーパーソンとなる場合もある（筆者も最近のセルフケア指導で，キーパーソンは"友達"という事例が数例あった）．個々の患者が安心して退院後の生活が送れるように，私たちは関わっていく必要がある．

退院時の指導・地域連携

長期管理において，最初に選択した装具からの変更は，患者にとって不安なことである．そこで，退院時の指導として，今後，装具やケアの方法が変わる可能性があることを説明しておく必要がある．

また，自分でケアができない人に対しては退院時に地域連携室などと情報を共有し，在宅ケアにつなげていく必要がある．特に，直接ケアに関わる老人福祉施設の看護師や訪問看護師との密な連携が重要となる．

ストーマ外来における継続看護

ストーマ外来は，ストーマ保有者がストーマ造設前の生活を目指し，それを維持するために個別的に専門的なケアを継続する外来である．

ストーマ外来の役割として，退院後の定期受診，装具交換方法，体形の変化やストーマ晩期合併症・生活の変化に応じたケア，ストーマのトラブル・スキントラブルの解決，新しい装具の情報提供，排尿障害や性機能障害の対処法，使える社会保障の情報提供・生活指導などがある．

参考文献

・ 赤坂和美，吉田春子：WOC ナースによる回腸導管の管理．WOC Nursing，8（8）：28-35，2020．
・ 窪田敬一編著：ドレーンカテーテルチューブ管理完全ガイド．p.234-236，照林社，2015．
・ 国立がんセンター中央病院泌尿器科：尿路変更術の看護．ウロ・ナーシング，01 年冬季増刊：107-111，2001．
・ 山本由利子編：ストーマケア BACIC．消化器外科ナーシング，2008 年秋季増刊：54-57，2008．

（細川三規子）

8

尿路ストーマ

主な製品とその特徴

●セルケア1・Uc
アルケア株式会社

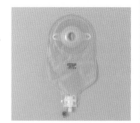

規格
13, 16, 19, 22, 25, 28, 32

包装単位
5枚

価格
5,500円

特徴・使い勝手など
単品系. 皮膚が脆弱な人のために保湿成分配合. 凸面タイプの面板で漏れを防ぐ. ダブルロック口具.

●セルケア1・U
アルケア株式会社

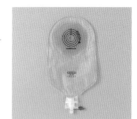

規格
フリーカット
プレカット：20, 25, 30, 35, 40

包装単位
10枚

価格
8,300円

特徴・使い勝手など
単品系. 平面面板. ストーマ袋の形状はセルケア1・Ucと同じだが, 販売単位が異なるため注意.

●ユーケア・Uc
アルケア株式会社

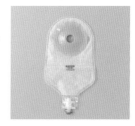

規格
13, 16, 19, 22, 25, 28, 32

包装単位
10枚

価格
7,850円

特徴・使い勝手など
単品系. ウロ用の薄型皮膚保護剤を使用. 尿管皮膚瘻にも対応可. ダブルロック口具.

●セルケア2・F
アルケア株式会社

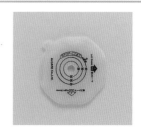

規格
フリーカット：M, L
プレカット：16, 19, 22, 25, 28, 32, 36, 40

包装単位
5枚

価格
4,250円

特徴・使い勝手など
二品系. 平面面板. セラミド配合. 浮動型フランジだが, リングが硬めなので腹壁を安定させることができる. セルケア2・Uと組み合わせて使用.

●セルケア2・U
アルケア株式会社

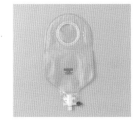

規格
M, L

包装単位
10 枚

価格
5,700 円

特徴・使い勝手など
二品系. ダブルロック口具. セルケア2・F と組み合わせて使用.

●イーキンパウチ　コンベックスウロ
イーキンジャパン株式会社

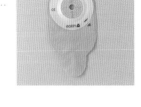

規格
フリーカット：40mm まで, 60mm まで *
プレカット：20mm, 25mm, 30mm, 35mm, 40mm

包装単位
10 枚

価格
11,500 円
（＊：13,200 円）

特徴・使い勝手など
単品系. 軟らかい高さ6mm の凸面. 全面皮膚保護剤. 軟らかい凸面で最大60mm にカットできる. 排出口が軟らかく接続管なしでウロバッグを差し込める.

●イーキンパウチ　フラットウロ
イーキンジャパン株式会社

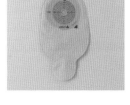

規格
フリーカット：65mm まで
プレカット：20mm, 25mm, 30mm, 35mm, 40mm

包装単位
30 枚

価格
25,500 円

特徴・使い勝手など
単品系. 平面. 全面皮膚保護剤. 排出口が軟らかく接続管なしでウロバッグを差し込める.

●センシュラミオ1　ウロ　ソフト
コロプラスト株式会社

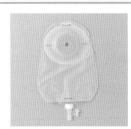

規格
フリーカット：33mm まで, 50mm まで
プレカット：21mm, 25mm, 28mm

包装単位
10 枚

価格
10,800 円

特徴・使い勝手など
単品系. 軟らかい高さ6mm の凸面. テーパーエッジ, 5 重リングのキャップ式.

8

尿路ストーマ

119

●センシュラミオ1　ウロ　ディープ
コロプラスト株式会社

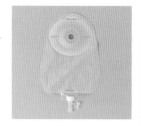

規格
フリーカット：33mm まで，43mm まで
プレカット：21mm，25mm，28mm

包装単位
10 枚

価格
11,700 円

特徴・使い勝手など
単品系．高さ 9mm の深い凸面．皺の深いときに使用．

●センシュラミオ1　コンケーブ　ウロ
コロプラスト株式会社

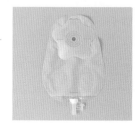

規格
フリーカット：40mm まで

包装単位
10 枚

価格
10,800 円

特徴・使い勝手など
単品系．ヘルニアなどの突出した腹壁に沿うように凹面の面板．外縁はフィットするようにスターシェイプ．

●センシュラミオ2　プレート
コロプラスト株式会社

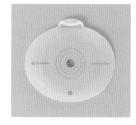

規格
フランジ径：40mm，50mm，60mm

包装単位
5 枚

価格
3,550 円

特徴・使い勝手など
二品系．平面面板．固定型フランジなので安定した平面を維持することができる．センシュラミオ 2 ウロと組み合わせて使用．

●センシュラミオ2　ウロ
コロプラスト株式会社

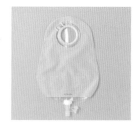

規格
フランジ径：40mm，50mm，60mm

包装単位
10 枚

価格
7,600 円

特徴・使い勝手など
二品系．ロック式勘合部．センシュラミオ 2 プレートと組み合わせて使用．

●センシュラミオ 2　フレックスプレート
コロプラスト株式会社

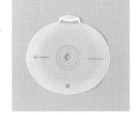

規格
フリーカット：33mm まで，48mm まで，68mm まで
プレカット：25mm，30mm，35mm，40mm

包装単位
5 枚

価格
4,000 円

特徴・使い勝手など
二品系．面板のディスク部にストーマ袋側の 2 重リング粘着フォームを貼り付ける粘着式の勘合．センシュラミオ 2 フレックスウロと組み合わせて使用．

●センシュラミオ 2　フレックスウロ
コロプラスト株式会社

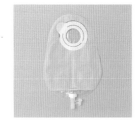

規格
ディスク内径　35mm，50mm

包装単位
10 枚

価格
8,300 円

特徴・使い勝手など
二品系の粘着式と勘合するストーマ袋．センシュラミオ 2 フレックスプレートと組み合わせて使用．

●エスティームやわらか凸ウロ
コンバテックジャパン株式会社

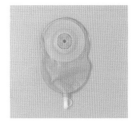

規格
フリーカット：18mm まで，30mm まで，40mm まで
プレカット：20mm（40mm まで）

包装単位
10 枚

価格
10,600 円

特徴・使い勝手など
7 mm の高さの凸面が近接部をしっかり押さえる．孔のサイズによって凸面を形成するリングサイズが異なる．

●エスティームウロ長期
コンバテックジャパン株式会社

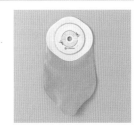

規格
フリーカット：45mm まで

包装単位
10 枚

価格
8,480 円

特徴・使い勝手など
単品系．平面面板．外周テープ付き．保護材は耐久性のあるデュラヘーシブ．

●デュラヘーシブナチュラ C フランジアコーディオン
コンバテックジャパン株式会社

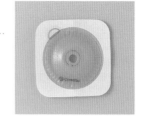

規格
フランジ径：45mm，57mm，70mm

包装単位
5 枚

価格
6,000 円

特徴・使い勝手など
2 品系の浮動型勘合方式．勘合圧がかから
ない．凸方が近接部を押さえ，皺やくぼみを補正する．ナチュラプラスウロストーミパウチと組み合わせて使用．

●ナチュラプラスウロストーミパウチ
コンバテックジャパン株式会社

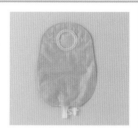

規格
フランジ径：38mm，45mm，57mm，70mm

包装単位
10 枚

価格
5,800 円

特徴・使い勝手など
v セパレート機能が袋の膨らみを押さえ，気になる音を軽減．デュラヘーシブナチュラ C フランジアコーディオンと組み合わせて使用．

●デュラヘーシブナチュラ C フランジ
コンバテックジャパン株式会社

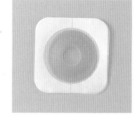

規格
プレカット：13mm，16mm，19mm，22mm，25mm，28mm，32mm，35mm

包装単位
5 枚

価格
7,250 円

特徴・使い勝手など
二品系．固定型勘合方式，プレカットのみ．ストーマ袋はナチュラプラスウロストーミパウチを使用．

●バリケアオートロックソフトフランジ
コンバテックジャパン株式会社

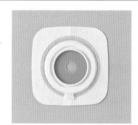

規格
フランジ径：45mm，57mm，70mm

包装単位
5 枚

価格
4,470 円

特徴・使い勝手など
二品系．固定型ロック方式，外周テープ付き．面板は保護材と勘合方式で硬い．バリケアオートロックソフトウロストミーパウチと組み合わせて使用．

●バリケアオートロックウロストミーパウチ

コンバテックジャパン株式会社

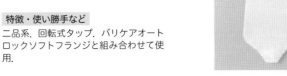

規格
フランジ径：45mm，57mm，70mm

包装単位
10 枚

価格
8,150 円

特徴・使い勝手など
二品系．回転式タップ．バリケアオートロックソフトフランジと組み合わせて使用．

●フレキシマウロシルクコンベックス

ビーブラウン

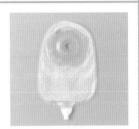

規格
フリーカット：25mm まで，35mm まで
プレカット：25mm，30mm

包装単位
10 枚

価格
12,800 円

特徴・使い勝手など
単品系．4mm の凸面，全面保護剤，面板外縁が「フラワーシェイプ」にカットされている．

●フレキシマ 3S ベースプレートコンベックス

ビーブラウン

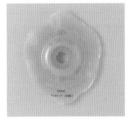

規格
フランジ径：45mm，55mm，65mm
フリーカット
プレカット：25mm，30mm

包装単位
5 枚

価格
5,500 円

特徴・使い勝手など
二品系．6mm の凸面で，外縁はフラワーシェイプ，ガイドホールとセキュリティーボタンで勘合．ウロパウチと組み合わせて使用．

●フレキシマ 3S ウロパウチ

ビーブラウン

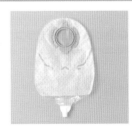

規格
フランジ径：45，55，65

包装単位
10 枚

価格
6,700 円

特徴・使い勝手など
二品系ストーマ袋．ベルトタブが 3ヵ所ずつあり，ベルトの角度を変えられる．フレキシマ 3S ベースプレートコンベックスと組み合わせて使用．

●やわぴたセラプラスウロ S
株式会社ホリスター

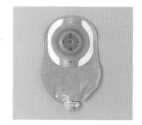

規格
フリーカット：13〜25mm，13〜38mm，13〜55mm
プレカット：20mm，25mm，30mm

包装単位
10 枚

価格
11,000 円

特徴・使い勝手など
凸の高さは 6mm，軟らかい凸面で腹部に追従しやすい．面板にはセラミドが配合されている．外縁部がテープのためより腹部に追従しやすく，より狭い平面でも貼りやすい．コック式の排出口．

●モデルマフレックスセラプラス凸面ウロ S
株式会社ホリスター

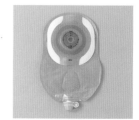

規格
フリーカット：13〜25mm，13〜38mm，13〜51mm
プレカット：20mm，25mm，30mm，35mm，40mm

包装単位
10 枚

価格
11,000 円

特徴・使い勝手など
凸面の高さは 4.16mm．面板にはセラミドが配合されている．外縁部がテープ．専用接続管あり．

●モデルマフレックス FT 凸面ウロ S
株式会社ホリスター

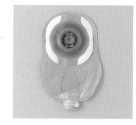

規格
フリーカット：13〜25mm，13〜38mm
プレカット：20mm，25mm，30mm，35mm，40mm

包装単位
10 枚

価格
12,200 円

特徴・使い勝手など
凸面．耐水性をもつフレックステンドを皮膚保護材に採用．毎日交換には不向き．外縁部がテープ．

●やわぴた面板セラプラス（二品系）
株式会社ホリスター

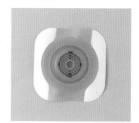

規格
フリーカット：13〜25mm，13〜38mm，13〜51mm
プレカット：22mm，25mm，29mm，32mm

包装単位
5 枚

価格
4,550 円

特徴・使い勝手など
セラミド配合の皮膚保護剤で，装具交換時の剥離刺激によるバリア機能の低下を予防する．軟らかい凸面で腹壁に密着しやすい．なおかつ浮動型フランジのため，ストーマ袋と勘合する際に腹圧をかけなくて合わせやすい．
周囲テープ付きなので狭い平面しか確保できない場合でも皮膚に追従しやすい．ニューイメージウロ S と組み合わせて使用．

●ニューイメージ FTF 凸面
株式会社ホリスター

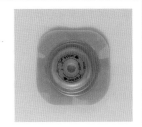

規格
フリーカット：13〜25mm，13〜38mm，13〜51mm
プレカット：22mm，25mm，29mm，32mm

包装単位
5 枚

価格
6,150 円

特徴・使い勝手など
メーカー内一番の耐水性をもつフレックステンドを皮膚保護材に採用．しっかりした凸面で高さのないストーマや，ストーマ周囲の皺やくぼみに追従する．なおかつ浮動型フランジのため，ストーマ袋と勘合する際に腹圧をかけなくて合わせやすい．
全面皮膚保護剤なのでテープにかぶれやすいという人や，ちりめん皺で皺をしっかり伸ばしたいという人向き．ニューイメージウロ S と組み合わせて使用．

●ニューイメージウロ S
株式会社ホリスター

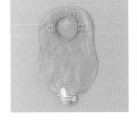

規格
ウルトラクリア：44mm，57mm，70mm
肌色：44mm，57mm，70mm

包装単位
10 枚

価格
5,900 円

特徴・使い勝手など
二品系のストーマ袋．逆流防止弁つきコック式の排出口．やわぴた面板セラプラス（二品系）やニューイメージ FTF 凸面と組み合わせて使用．

●ノバ1ウロストミーコンベックス
株式会社ホリスター ダンサック

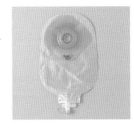

規格
フリーカット：15〜24mm，15〜37mm
プレカット：20mm，25mm，30mm

包装単位
10 枚

価格
9,800 円

特徴・使い勝手など
単品系の凸面のストーマ装具．凸の高さが 6mm．

●ノバライフ2TRE コンベックスリング
株式会社ホリスター ダンサック

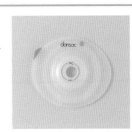

規格
フリーカット：15〜23mm（粘着面 107×91mm フランジ 36mm），15〜30mm（粘着面 116×98mm フランジ 43mm），15〜42mm（粘着面 130×110mm フランジ 55mm），15〜59mm（粘着面 150×127mm フランジ 70mm）
プレカット：25mm，30mm（粘着面 116×98mm フランジ 43mm），35mm，40mm（粘着面 130×110mm フランジ 55mm）

包装単位
5 枚

価格
5,250 円

特徴・使い勝手など
ノバ 2 ウロストミーと組み合わせて使用．

●ノバ2 X3 リング
株式会社ホリスター ダンサック

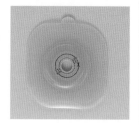

規格
フリーカット：15〜30mm（粘着面100×100mm フランジ43mm），15〜42mm（粘着面115×115mm フランジ55mm）
プレカット：25mm（粘着面100×100mm フランジ43mm），32mm，35mm（粘着面115×115mm フランジ55mm）

包装単位
5枚

価格
4,000円

特徴・使い勝手など
リング状皮膚保護材1枚分．
ノバ2 ウロストミーと組み合わせて使用．

●ノバ2 ウロストミー
株式会社ホリスター ダンサック

規格
36mm，43mm，55mm

包装単位
10枚

価格
6,100円

特徴・使い勝手など
二品系のストーマ袋．
ノバライフ2 TRE コンベックスリングやノバ X3 リングと組み合わせて使用．

（山本由利子，近石昌子，細川三規子）

尿道用ブジー

適　応

1 ▶ 診　断

　ブジー（bougie）とは，尿道や直腸，涙道のような管状路の狭窄の診断や治療に用いられる円筒状の器械であり，尿道用ブジー（尿道ブジー）は尿道狭窄症の診断や治療に使用される．

　尿道ブジーは盲目的に行う操作であり，軟性鏡が発達・普及している現在では，特に尿道狭窄症の既往のない男性に対して診断目的のみでブジーを用いることは少ないと思われる．なお，女性や女児で尿道径を測定したいときや外尿道口（あるいは遠位部尿道）の狭窄が疑われる場合には，ブジーアブールとよばれる尿道ブジーを使用することがある．

2 ▶ 治　療

　尿道ブジーの目的は，①尿道狭窄症に対する拡張，②カテーテルを含めた尿道内への器具挿入を可能にするための拡張，③尿道狭窄術後の再狭窄防止・確認に分けられる．

　そもそも尿道ブジーによる操作は，尿道狭窄部を鈍的に拡張して尿道内腔を確保する手法であるが，前述のように盲目的操作であるため，尿道損傷や偽尿道のリスクがつきまとう．そのため，尿道ブジーは熟練者が行うか，上級医のもとで行うべきである．それぞれの適応について以下に示す．

尿道狭窄症に対する拡張

　尿道狭窄症に対する尿道ブジーによる治療成績は非常に悪いことから，治癒を目的とした場合の尿道拡張の適応は限定的である[1]．堀口によると尿道拡張の適応は，狭窄部の瘢痕が軽度，かつ尿道粘膜の再生に必要な尿道海綿体の血流が豊富な症例，すなわち，①尿道狭窄の前治療歴がない，②1cm未満で単発の狭窄，③内腔が開存している瘢痕の薄い狭窄，④狭窄部が球部尿道，⑤非外傷性狭窄であることをすべて満たす症例に限定される[2]．

カテーテルを含めた尿道内への器具挿入を可能にするための拡張

　前立腺や膀胱などの経尿道的手術（経尿道的前立腺切除術：TUR-p，経尿道的膀胱腫瘍切除術：TUR-Bt）の際などに切除鏡を挿入するための拡張や，尿閉の対応など緊急で経尿道的に膀胱内留置カテーテルを入れる必要がある場合に尿道ブジーを使用することがある．

　しかし，この場合も経尿道的手術を行うためや尿閉を解除することが主目的であり，尿道狭窄の治療が必要なときには改めて治療方針を検討する必要がある．

尿道狭窄術後の再狭窄防止・確認

尿道狭窄術後の再狭窄確認・拡張目的で行う尿道ブジーも限定的な適応である．再狭窄の評価には理想的には尿道造影や内視鏡で行うべきであり，尿道ブジーによる尿道の鈍的拡張は根治的な治療方法ではないこと，また，狭窄を複雑化するリスクが高いことを理解しておく必要がある．

あくまでも対症療法であることを理解している患者，尿道形成術を望まない，もしくは体力的な理由で尿道形成術が困難な患者に限定して行うべきである[2]．

参考文献

1）Wessells H, Angermeier KW, Elliott S, et al.: Male Urethral Stricture: American Urological Association Guideline. J Urol, 197（1）: 182-190, 2017.
2）堀口明夫：エッセンシャルアイテム 処置（下部：尿道カテーテル留置，膀胱瘻造設，尿道ブジーなどの尿道拡張）．泌尿器外科，30（特別号）: 85-94，2017.

（上田修史）

Knack あれこれ

ブジー処置が必要な期間

再発性の尿道狭窄症に対するブジー処置を含めた処置は，定期的に・長期間必要となる場合もしばしばある．

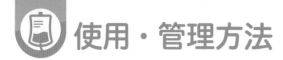

使用・管理方法

1 ▶ 体位，準備

　経尿道的手術の際や硬性鏡を使用する場合は，手術室で砕石位をとって行うことが多いと思われる．仰臥位でも可能だが，少し開脚させたほうがやりやすいことがある．消毒は，外尿道口周囲から男性では陰茎根部まで行う．可能な限り穴あきドレープなどで外陰部をおおい，清潔操作に注意する．

　手術室以外では尿道麻酔で行うことが多いと思われるが，痛みには個人差があること，また，手技に時間がかかると予想される場合などもあり，消炎鎮痛薬の内服・坐剤の使用や仙骨硬膜外麻酔も考慮する．

2 ▶ 手　技

　ここでは，頻度が高いであろう成人男性への曲ブジーの挿入手技について述べる．尿道ブジーの挿入時には，陰茎をしっかり把持して尿道を伸展させる必要がある．湿潤ゼリーを十分にブジーに塗布して挿入するが，陰茎を把持した手が滑らないようにガーゼを用いて陰茎を把持する．拡張する太さは目的によって異なるが，カテーテルや切除鏡が挿入できる最小限にとどめる．経尿道的手術の際に切除鏡を挿入する場合には，切除鏡より2Fr程度太く拡張しておけば，スムーズに挿入できることが多い．

　実際の挿入はブジーの先端を尿道の0時方向に沿わせていく感じで，無理な力を加えないようにプローブの重みだけで奥にスライドさせていくようにゆっくりと進めていく．ブジーの先端の感覚に集中して進めていくと狭窄部では軽い抵抗を感じるが，先端がじわっと入っていく感触があれば，その方向に少しずつ力を加えてブジーを進める．狭窄部を越えると尿道の弯曲に沿ってブジーが自然と進み，ブジーのハンドル部分が頭側から尾側に向く（図1）．ブジーがしっかりと膀胱に入っていれば，ブジーを時計方向，反時計方向に容易に回転できるため，最後に確認する．

　先端が狭窄部に少しずつ入る感触がなければ，狭窄部が硬い，狭い，進める方向が誤っているなどの原因が考えられるため，それ以上の無理な力を加えない．この場合は1サイズ細いブジーを試してみることもできるが，ブジーが細いほどブジーの重みで進めにくくなり，余計な力がかかりがちになり尿道損傷につながるため，手技中止も含めて別の方法も検討する必要がある（造影，内視鏡など）．

（上田修史）

トラブルとその対処法

| 1 | 尿道用ブジーのトラブル

　尿道用ブジーは尿道狭窄症の患者の尿道拡張目的で使用されるが，操作に伴う外傷などのトラブルが起こったときには専門的な対応が必要なため，基本的には泌尿器科専門医での扱いとなる．

　ブジー挿入時に尿道損傷を起こしてしまった場合には（出血が見られた場合など），すみやかにブジーでの操作を中止し，通常の尿道損傷に準じて透視下か尿道鏡下にガイドワイヤーなどを用いて尿道カテーテルを留置，カテーテルによる圧迫止血や尿排出ルートの確保を試みる．

 こんなときは専門医へ相談しよう

・ブジーに関しては，専門医での施行が基本になると思われる．もし，非専門医で行う場合，少しでも出血があれば躊躇せず専門医へ紹介する．

（松木孝和）

ウロバッグ

使用・管理方法

1 一般的な使用方法と注意点

ウロバッグの使用手順

❶排尿チューブの閉鎖を確認する

ウロバッグの排尿チューブに取りつけられたストッパーでチューブを挟み込み，完全に閉鎖されていることを確認する．このとき，ストッパーが斜めになっていると自然にゆるんでくることがあるため，排尿チューブに直角になるように閉鎖する．レバー型の場合は開封時に排尿口が開いていることが多いため，レバーを閉めてから使用する．

❷カテーテルと接続する

フォーリートレイタイプ（一体型）の製品もあるが，カテーテルとウロバッグを接続する必要があるものもある．まず，ウロバッグの導尿チューブのキャップを取り外し，カテーテルとウロバッグの接続部をアルコール綿で消毒した後，接続部が外れないよう挿し込む．

❸ウロバッグを取りつける

ウロバッグをベッドサイドに取りつける．このとき，高い位置に置くと尿が逆流し，感染の原因になるため，バッグが身体（膀胱）より低い位置になるようにする（「ナースによる日常管理」参照（p.136））．就寝時はベッドの横に掛けるようにする．床に直接置かないようにする．布団を利用する場合，チューブを曲げないように置くなど注意する．

❹尿を破棄する

ウロバッグ上部あるいは通気孔まで尿が充満する前に尿を破棄する．尿破棄時には，排尿チューブのストッパーを開放する．破棄後に排尿チューブの先端に尿が残っている場合は，ティッシュペーパーなどで拭きとる．なお，採尿を行う場合には原則，採尿ポートから行う．

ウロバッグの使用時の注意点

カテーテルやウロバッグのランニングチューブの屈曲やねじれがないか，定期的に観察する．

入浴も可能だが，ウロバッグは浴槽に入れず，濡れないようにビニール袋で保護するなどの対応をする．ウロバッグを外してカテーテルにキャップをして入浴する方法もあるが，閉鎖回路が損なわれるため，勧められない．

外出・移動時にはレッグバッグを使用したり，ズボンのウエスト部分に専用のハンガーでウロバッグを引っかけたりする方法も報告されている[1]．

参考文献

1) Omar MA, Ghei M, Maraj B: A simple technique of managing a urine bag. Ann R Coll Surg Engl, 97（2）: 159, 2015.

（上田修史）

((!)) トラブルとその対処法

1 ▶ 紫色蓄尿バッグ症候群

ウロバッグやランニングチューブが紫色に着色することがあるが，これは紫色蓄尿バッグ症候群（purple urine bag syndrome；PUBS）といわれ，主に長期臥床中で尿道カテーテルを長期留置している患者に多くみられる（図1）．便秘と尿路感染が原因とされている[1]．紫色に着色する原因は，経口的に取り込まれたトリプトファンが，腸や肝臓を経て尿路中の細菌によって青い色素であるインジゴと赤い色素であるインジルビンへと生成された結果，ウロバッグやランニングチューブの壁に沈着することによる．

尿は悪臭を放つが，PUBSによって患者や医療従事者に何らかの有害事象が起こることはないため，着色自体に介入する必要はない．

それよりもカテーテル留置の必要性の再検討や排便のコントロール，尿量の確保などが重要である[2]．なお，カテーテルの抜去は困難なことも多く，その場合は次善策として通常の2wayカテーテル管理に基づいて管理を行う．

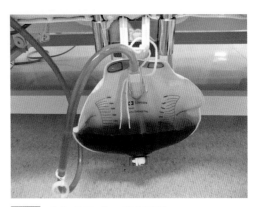

図1 紫色蓄尿バッグ症候群

2 ▶ 品質不良

近年，軽度ではあるものの品質不良の商品に遭遇することがある．筆者は尿漏れなどを経験しているが，不良品が疑われた場合には，すみやかに交換を行って不良部品を捨てずに保管し，販売元業者に報告しておきたい．

参考文献

1) 山辺史人他：尿道カテーテル留置．泌尿器 Care&Cure Uro-LO,24（4）：420，2019.
2) 日本泌尿器科学会泌尿器科領域における感染制御ガイドライン作成委員会：泌尿器科領域における感染制御ガイドライン．日本泌尿器科学会雑誌，100（4）：1-27，2009.

（上田修史，松木孝和，細川三規子）

こんなときは専門医へ相談しよう

・ウロバッグのトラブルは専門医へ紹介する必要はない．適時交換とする．

（松木孝和）

10

ウロバッグ

ナースによる日常管理

排泄された尿が溜められたウロバッグ内には，多くの情報がある．尿量・色・においなど，私たちがふだん軽く流している部分に，患者が問題としていることがたくさんある．

1 ▶ 感染管理上の注意点

対応の原則

ウロバッグは，尿が逆流しないように，膀胱よりも低くかつ床につかない位置に常に留置することが，感染を予防するために推奨されている（図2）．また，屈曲やたわみによって尿の流れが妨げられるため，カテーテルやランニングチューブのねじれがないように観察する．移送時はウロバッグ内の尿を破棄し，膀胱より低い位置を維持し，床と接触しないように固定する．尿の破棄においては，患者ごとに別々の清潔な容器を用いて行う．破棄直前に手指衛生を行い，清潔な手袋を装着する．また，破棄容器にウロバッグの排液口が接触しないように注意する．尿破棄時の環境の汚染および手指による媒介がないように細心の注意を図ることが必要である．

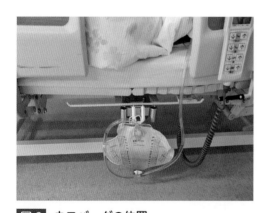

図2 ウロバッグの位置
感染を予防するためにベッドよりも低い位置に留置する

在宅での対応

在宅でも，介護ベッドを用いて上記の対応をとることが望ましいが，購入・レンタルが難しい場合には，エアベッド（5,000～10,000円）などを選択肢に入れる．また，段差をつけるために，布団を2枚重ねにするといった工夫も必要である．経済的に難しい場合には，患者・家族の話を傾聴し，家の中にあるもので工夫することで，信頼関係を築くことができることもある．

在宅においては，病院内で行う管理方法を押しつけるのではなく，患者やキーパーソンとよく話し合い，その家の介護力をアセスメントし，各自に沿った方法を提供し，推奨することが必要である．

2 ｜ 膀胱留置カテーテル長期留置中の注意点

膀胱留置カテーテルは，短期に抜去することが望ましいが，長期的に留置が必要な場合もある．長期留置の患者の悩みとして「どこに行くにもこの袋をもっていかなければならず鬱陶しい」「自分の排泄物が見えたり，他人に見られるのが嫌だ」という声もよく聞かれる．ここでは，日常生活における注意点および工夫を述べる．

入浴

ウロバッグには，通常はエアフィルターがついている．エアフィルターの主な機能は，ウロバッグの中の圧を調節してウロバッグ内への尿の流出を良好に保つことである．しかし，尿が入ったままウロバッグを寝かせたり，水で濡らしてしまうと，エアフィルターが濡れ，ウロバッグ内への尿の流出が阻害され，尿路感染リスクが上昇する．

したがって，入浴前には，ウロバッグ内の尿を破棄し，入浴中はバッグを浴槽に入れず，ビニールの袋などで保護することが必要である．入浴できないと思い込んでいる患者もいるため，退院時には入浴は可能であるこ

とや清潔を保つことの重要性を説明することが大切である．

ウロバッグを見えないようにする工夫

ウロバッグ内の尿は常に破棄されていることが望ましいが，長期に留置している患者にとっては難しい問題である．専用のウロバッグカバーは，2,500～4,000円で購入できるが，手作りしたり，市販されている袋やスーパーのレジ袋などで代用したりしている患者も多い（図3）．生活の範囲内で，人目に触れないようにする工夫を患者とともに考えることが大切である．

におい対策

排出時の尿は無臭だが，空気中の細菌と触れることによって尿素が分解され，アンモニア臭が発生する．室内のにおいを消臭するためには，まずは換気が必要である．香りによるマスキングは，尿臭と重なるため快適なにおいではない．また，据え置き型の活性炭の

10

ウロバッグ

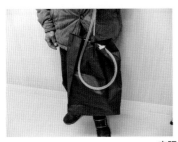
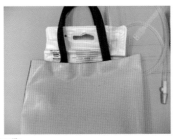
市販の袋
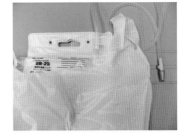
スーパーのレジ袋

図3　ウロバッグを隠す袋

ような吸着剤も消臭剤もあるが，においが消えるまでには時間を要する．在宅では，コーヒーや茶殻が部屋の隅々に置かれている光景をよく見かけるが，効果的ではない．

筆者の考えるにおいの制御法は，①感染尿になると臭気が生じるため水分を多くとり，1日の排泄量を1,500mL程度確保する．②できる限り頻繁にウロバッグ内の尿を破棄する．破棄時にウロバッグ内の尿が飛び散らないようにする．③入浴を毎日行い，シーツや下着などを小まめに交換する．清潔を守ることこそが消臭の一番の対策になる．

ウロバッグに接続する器具

身体的機能障害に起因する能力障害があっても，その人に適応する環境が整えば，社会的生活を有意義に過ごすことができる．排泄用具の知識がなければ，患者に還元することはできない．今回は，ウロバッグに接続できる商品に限定して述べる（図4）．

男性用の製品にはコンドーム型男性集尿器がある．これはペニスに装着して，ウロバッグやレッグバッグに尿をドレナージする器具である．シースをつけたままで皮膚の観察をすることができる．ペニスの直径によってサイズを選択する．ペニスが萎縮・陥没して通常のコンドーム式が使用できない人には，貼り付け式集尿袋を用いる．パウチがペニスを締めつけないため，自然排尿に近い感覚で排尿できる．

女性用の製品として，貼り付け式集尿袋も存在する．ただし，女性の場合は陰部に平面を得られるようにストーマ用品の皮膚保護剤を用いるなどの工夫が必要となる．

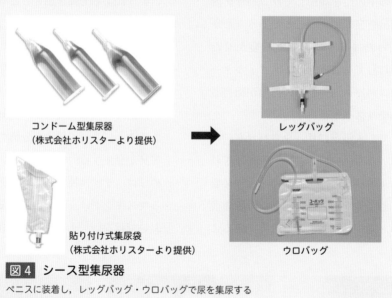

コンドーム型集尿器
（株式会社ホリスターより提供）

レッグバッグ

貼り付け式集尿袋
（株式会社ホリスターより提供）

ウロバッグ

図4　シース型集尿器
ペニスに装着し，レッグバッグ・ウロバッグで尿を集尿する

💡 Knack あれこれ

におい対策

経験上，ベッドサイドでの排泄を強いられていても，毎日の入浴介助・下着・パジャマの交換・3日ごとのシーツ交換で排泄物のにおいはまったく感じずに過ごすことができる．

3 ｜ レッグバッグの使用方法

　ここでは，ウロバッグの中でも腎瘻や膀胱瘻などで多く使用されるレッグバッグの使用方法について解説する．

使用のポイント

❶選択のポイント

　感染管理の面からのみ考えると，夜間は大容量のウロバッグを使用し，昼間はレッグバッグを使用する，というような頻回な付け替えはしないことが望ましい．

　ベッドサイドに吊るす大容量のウロバッグのままで日常生活を行うと，移動時にカテーテルが引っぱられやすい．特に認知症症状のある場合は，手の触れる位置にドレナージチューブがあると触ると引っぱるため，衣服の中に収納できるレッグバッグを選択する．

　レッグバッグの容量には約350～900 mLと幅があり，排出間隔や好みなどによって選択する．いろいろな種類はあるが，カテーテルとの接続しやすさや，排出口の操作性によって選択する．ウロバッグの方が容量が多いので，高齢などで活動が限られている人の場合，ウロバッグのまま生活している人も多い．

❷固定方法

　レッグバッグは，下腿や大腿部に付属のベルトの長さを調整して固定し，ドレナージチューブは，立位や坐位でも引っぱられない長さに調整する．

　レッグバッグが直接皮膚に触れると，接触部に汗をかいたり，冷たかったり不快感があるので，靴下やレッグウォーマー，ゲイターなどを履いた上に置く．排出口が当たると漏れの原因になるため，靴下の履き口部分などで固定する（図5）．

　なお，尿道カテーテルと同様に，尿流が停滞しないように腎臓の位置よりも上にしないようにし，寝具もベッドや布団の場合は，マットレスを使用して段差がつくようにする．

❸バッグの交換

　バッグの継続使用期間は，メーカーの説明書には単回使用と記載されているものの，約1ヵ月に1回のカテーテル交換までそのままにすると，浮遊物の固着や尿石の析出などによってレッグバッグはかなり汚染される．

　そのため，筆者は2週間に1回は交換するように指導している．ただし，施設によっては，次回カテーテル交換まではレッグバッグを交換しないように指導しているところもある．

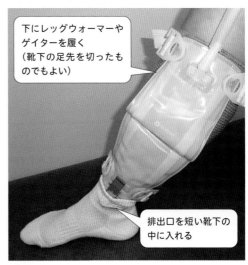

下にレッグウォーマーやゲイターを履く（靴下の足先を切ったものでもよい）

排出口を短い靴下の中に入れる

図5 レッグバッグの使用方法（例）

表1 身体障害者手帳で申請できる腎瘻・膀胱瘻用品の例

	種類	製品名	製品番号	メーカー	数量（1箱）	価格	1ヵ月の使用数（予測）	身体障害者手帳が使えた場合の金額（2ヵ月）
助成対象	レッグバッグ	コンビーン セキュアー レッグバッグ 750mL　5枚入り	51674	コロプラスト	5枚	○○円	2週間に1回交換	1箱 ○○円
助成対象	剥離剤	アダプト剥離剤パック	7760	ホリスター	50枚	○○円	30枚	1箱 ○○円
助成対象	カテーテル固定用絆創膏	シルキーポア®5号 5cm×10m	11923	アルケア	6巻	○○円	10m＝1回50cm×20回分 週2回固定の貼替予定 約1ヵ月で1箱	1箱6巻 ○○円
対象外	腎瘻・膀胱瘻に当てるガーゼ	滅菌折りたたみガーゼ 7.5×7.5	―	スズケン	100枚	○○円	週2回固定の貼替予定	1箱 ○○円

身体障害者手帳申請による助成

尿路ストーマと同様，腎瘻・膀胱瘻によるレッグバッグが永久的に留置される場合は，「ぼうこう又は直腸機能障害」として身体障害者手帳を申請することができる．レッグバッグの使用にあたって必要な物品のうち，ガーゼは助成対象ではないが，ウロバッグ以外にも固定テープや剥離剤は対象となるため，活用すると患者の経済的負担を軽減できる.

当院では，患者が使用物品を間違えずに確実に適量申請できるように，表1のようなリストを作成して渡している.

なお，患者指導のためにパンフレットなどの資料を作成している施設も多いが，このときに注意が必要なのは，院内だけで通用する「呼び名」を記載していないか，ということである．資料には正しいメーカー名・製品名を記載しなければ，退院後に患者が物品を購入することができなくなるおそれがある.

参考文献

・ 坂本史衣：基礎から学ぶ医療関連感染対策 改訂第3版，p.58-59，南江堂，2019.
・ 石井賢俊，西村かおる：らくらく排泄ケア―自立を促す排泄用具選びのヒント 改訂3版．p.62-65，メディカ出版，2008.
・ 後藤百万，渡辺順子 編：徹底ガイド 排尿ケアQ＆A．p.102-103，総合医学社，2006.

（細川三規子，山本由利子）

主な製品とその特徴

●クリニー採尿バッグ

クリエートメディック株式会社

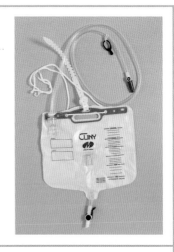

規格

容量 2,500 m L
サイズ縦 約 260mm× 横 約 300mm
チューブ長さ 約 1,200mm
　　　　　内腔 約 7mm
固定用ベルト
紐（フック付）

包装単位

10 枚 / 箱

保険適用区分／償還価格

・請求不可

特徴・使い勝手など

2,500mL の蓄尿バッグ，標準的な仕様になっている．

●クリニー採尿バッグ
（ローフロアー）

クリエートメディック株式会社

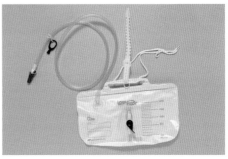

規格

容量 2,000mL
サイズ縦 約 205mm× 横 約 340mm
チューブ長さ 約 1,200mm
　　　　　内腔 約 7mm
固定用ベルト
紐（フック付）

包装単位

10 枚 / 箱

保険適用区分／償還価格

・請求不可

特徴・使い勝手など

コンパクトな採尿バッグで，高低差の少ない場所での使用に適する．

●クリニー採尿バッグ
（精密尿量計付）

クリエートメディック株式会社

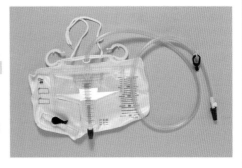

規格

精密尿量計 350mL ＋バッグ本体
2,000mL
サイズ縦 約 220mm× 横 約 340mm
・チューブ長さ 約 1,200mm
　　　　　内腔 約 7mm
・チューブ長さ 約 1,600mm（ロングタイプ）
　　　　　内腔 約 7mm
脱着式フック
紐（フック付）

包装単位

5 枚 / 箱

保険適用区分／償還価格

・請求不可

特徴・使い勝手など

尿量を精密に測定する必要がある場所での使用に適する． 1mL からの測定が可能になっている．

●レッグバッグ
クリエートメディック株式会社

規格
- 350mL
- 500mL
- 750mL

包装単位
レッグバッグ（滅菌済）　10枚
固定用ベルト（　〃　）　10セット
ボタン付固定ベルト（未滅菌）　1セット
／箱

保険適用区分／償還価格
- 請求不可

特徴・使い勝手など
1回に350mL強の蓄尿が可能で，足に巻きつけて使用できるように工夫されている.

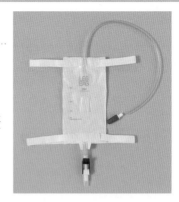

●ユーバッグ
株式会社トップ

規格
閉鎖式導尿バッグ
2,500mL

包装単位
5セット／箱

保険適用区分／償還価格
- 請求不可

特徴・使い勝手など
2,500mLの蓄尿バッグ.標準的な仕様になっている.

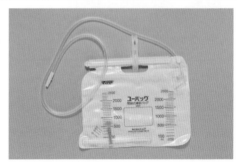

●ニプロユローズバッグ®
ニプロ株式会社

規格
2,000mL/採尿ポートあり/ベルトタイプ
2,000mL/採尿ポートあり/紐タイプ
2,500mL/採尿ポートあり/ベルトタイプ
2,500mL/採尿ポートあり/紐タイプ
2,500mL/採尿ポートなし/ベルトタイプ
2,500mL/採尿ポートなし/紐タイプ

包装単位
5セット

保険適用区分／償還価格
- 請求不可

特徴・使い勝手など
2,500mLの蓄尿バッグ.吊り具はベルトタイプと紐タイプから選べる.

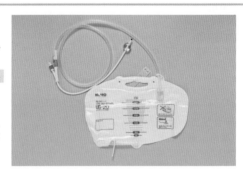

●ニプロ UB-M 閉鎖式計量尿バッグ
ニプロ株式会社

規格
2,000mL/採尿ポートあり/紐タイプ/精密尿量計付き

包装単位
5枚

保険適用区分／償還価格
- 請求不可

特徴・使い勝手など
ディスポタイプの閉鎖式バッグ.緑膿菌感染などのハイリスク時に用いられる.

（松木孝和）

カテーテルの固定

カテーテルを固定するときには，サージカルテープが日常的に使用されているが，その取り扱いについては看護学校などで学んだ記憶がない．しかし，単なる貼り方の工夫だけでなく，サージカルテープの構造を学ぶことで，確実なカテーテル固定や皮膚障害を予防する方法を理解することができるであろう．そこで，ここでは，サージカルテープの構造からカテーテル固定のための基礎的な内容について解説する．

1 カテーテル固定の問題

テープの粘着力

カテーテルが抜けることがあるが，尿路カテーテル管理においてあってはならないことである．カテーテルをつかんで引き抜かれるなどの抜去事故以外で抜けることがないよう，確実に固定したい．

なお，確実性を高めるためにテープの粘着力を強くすると，皮膚障害を起こしやすくなるため，粘着力の強いテープを使えば問題が解決するというわけではない．

皮膚障害

しっかりと固定するためには一定の粘着力が必要だが，そうすると固定した部位に皮膚障害を起こすことがある．しかし，皮膚障害が起こった際に，サージカルテープによる接触性皮膚炎，カテーテルによる圧迫・ねじれ，サージカルテープによる皮膚への機械的刺激の区別はしているだろうか（表1）．

皮膚障害を起こすと，より粘着力の弱いサージカルテープを使用する場面を臨床で見かけるが，それは問題解決ではない．サージカルテープの粘着力を落として，カテーテルの抜去を引き起こしてはならない．

どのように貼るか

カテーテルの固定は貼付ケアと剥離ケアが必要である．煩雑な手順やテープの粘着剤同士がくっついて剥がれないなどの手間も考えておく必要がある．日常のことだからこそ，手間が多いケアは上記の問題を引き起こす可能性がある．

また，カテーテルの固定には，サージカル

表1 皮膚障害の原因と特徴

原　因	特　徴
サージカルテープによる接触性皮膚炎	貼付部全体に発赤・発疹などをおこす
カテーテルによる圧迫・ねじれ	カテーテルとの接触部に一致する発赤や，近接部の水疱・びらんなどをおこす
サージカルテープによる皮膚への機械的刺激	テープの主に外縁の形状に一致する発赤・びらんなどをおこす

テープや専用のテープキットが販売されている．コストの問題があるため施設によって使える物品は異なるが，筆者の経験上，「何を貼るか」よりも「どのように貼るか」が重要

と考える．高価な固定キットを使用しても，粘着とカテーテル固定のコツを理解していないと，カテーテル管理の問題は減少しない．

2 サージカルテープはなぜ粘着するのか？

「粘着」は貼付したものを剥がすことができる物性で，一度貼ったら剥がせない「接着」とは異なる．ちょうど，2枚合わせたガラス板の間に水を垂らすと表面張力でくっつく原理である．ただし，固着するのではなく水平方向には動かせることができ，剥がせる．流動性をもった粘着剤が，皮膚のきめの凸凹になじむことで粘着性をもち，接触面積が広くなることで粘着性が強くなる（図1）．

時間がたつと粘着力が落ちるのは，粘着剤自体の劣化に加え，皮脂や汗が粘着剤と皮膚

の間に入ることで接触面積が狭くなるためである（図2）．

サージカルテープの構造

サージカルテープは，主にアクリルやシリコンなどの素材からなる粘着剤と紙や布，ビニールなどの支持体によって構成されている．外にも下塗り材や背面処理材，剥離ライナーなどがある（図3）．

サージカルテープの特性は粘着剤と支持体によって異なり，使用用途によって選択する．粘着剤は，単なる粘着力の強さでだけでなく糊残りなどにも違いがあり，支持体も通気性や硬さに違いがある（表2）．

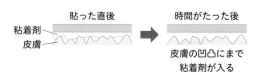

図1 サージカルテープの粘着のしくみ
貼ってから時間がたつと粘着材が流動して接触面積が増え，粘着性が強くなる

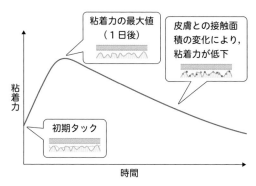

図2 粘着力の低下
貼付直後から粘着力が強くなり，時間の経過とともに皮脂や汗によって粘着力が弱くなる

粘着のしくみから考えるサージカルテープの扱い方

❶粘着力の強さは触っただけでは評価できない

粘着の強弱は，剥がすのに必要な力（粘着

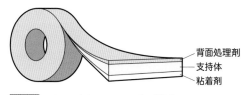

図3 サージカルテープの構造

表2 サージカルテープの主な分類

項　目		種　類
粘着剤		ゴム系，アクリル系，シリコン系，アクリルゲル系など
支持体	素材	紙，布，不織布，フィルム，ビニールなど
	伸縮の特性	伸縮性なし，伸縮性あり，一方向のみ伸びる

表3 サージカルテープの評価項目

評価時期	評価項目	観察のポイント
貼付時	操作性	・巻いている状態からの引き出しやすさ ・切りやすさ ・手や手袋へのくっつきにくさ
	初期タック力	・貼付直後の粘着性の強さ
貼付中	固定力	・テープが剥がれや浮き上がりがないか
	皮膚障害性	・皮膚障害を起こしていないか（瘙痒感・紅斑など）
剥離時	剥離力	・剥がしやすさ
	皮膚障害性	・剥離刺激の状況
	糊残り	・皮膚に粘着剤が残っていないか

※貼付方法は除く

力）と粘着剤が荷重に耐えてずれない力（保持力），瞬間的な粘着の力（タック）によって評価される．サージカルテープの粘着面を指で触って，「粘着が強い」などと評価することは，これらのうち初期タックしか評価できていない．

カテーテルの固定に必要なのは，体が動いても剥がれにくい粘着力と一定期間荷重に耐えてずれない保持力であり，タックだけで評価してはならない．

製品によって，貼付直後のタックが弱く感じても，後から粘着力が強くなるものもあり，また，逆のものもある．サージカルテープは，貼付時，貼付中，剥離時の状態をみて評価することが重要である（**表3**）．

❷皮膚との接触面積を拡大し，固定力を上げる

膀胱留置カテーテルの固定に必要なサージカルテープの大きさは，交換頻度にもよるが，およそ5cm幅×7～10cm程度である．それより小さい面積では，皮膚に貼付できる面積が少なく，外れやすく感じるだろう．

同じサージカルテープを使用しながら固定力を上げたいときは，皮膚との接触面積を広くすることで表面張力のかかる範囲が拡大するのでその分，固定力が上がる．

❸温める・こすることで粘着力が上がる

前述のとおり，サージカルテープは流動性

146

をもった粘着剤が皮膚の凸凹になじむことで粘着するが、貼付直後はまだ冷たく、硬い粘着剤は流動性が弱く皮膚のきめの凹凸になじめない。冷蔵庫に入れているバターは固いが、室温に置いておくと軟らかくなるように、粘着剤も体温で温まることで流動性が増し、凹凸の奥まで入り、表面積が拡大するため粘着力が強くなる。

応用として、冬はこたつやポケットにあらかじめストーマ装具を入れて体温程度に温めておくと、貼付直後から粘着力が強く、排泄物の漏れは減少する。

壁にセロハンテープを貼るときなどは、指でよくなでつけるようにしているのではないだろうか。なでつけるようにこするとさらに皮膚の凹凸の奥まで粘着剤が入る。そこで、サージカルテープを貼付したらすぐに手を離すのではなく、指でなでつけるようにこする。

よくこする場合とさっとこする場合では、同じサージカルテープでも粘着力は大きく変わる。指でトントンと叩いたり、指を動かさずにぎゅっと押さえても、皮膚になじむ効果は少なく、あまり意味がない。同じサージカルテープで、貼付後のこすり方で粘着力がどれだけ違うかぜひ試してみてもらいたい（図4）。

❹貼付面をケアして粘着力を保つ

皮膚表面の凹凸が激しければ、粘着剤がなじむまでに時間がかかる。カサカサで粉をふいたような皮膚や体毛の濃い部分にはなじみにくいので、粘着力は弱くなる。保湿などのスキンケアで皮膚表面を滑らかにしておいたり、濃い体毛部を避けたりすることが必要である。

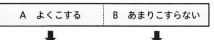

図4　貼付後のこすり方による粘着力の違い

①サージカルテープを 15 cm 程度にカットして机に貼る
②半分（A）はよくこすり、もう半分（B）はあまりこすらない
③同じような力で剥がす
④A は粘着力が強いが、B は A に比べて粘着力が弱い

また、皮膚の表面に油分や水分があると粘着性は著しく損なわれる。セロハンテープを壁に貼るときにはそんなことはしないだろうが、臨床では消毒液が乾く前や軟膏を塗った上にガーゼ固定をしている場面に遭遇することもある。皮膚が乾いて滑らかだと高い粘着力が維持できる。

❺貼付する対象によって粘着性は異なる

同じサージカルテープでも、貼付する対象によって粘着力は異なる。アクリル系粘着剤は、ゴムや塩化ビニールのものにはよく粘着するが、シリコンに対しては粘着性が弱い。一方、シリコン系粘着剤は、何に対してもよく粘着する。

これは、カテーテルの素材によって粘着性が大きく異なるということである。尿路カテーテルはシリコンコーティングされているものが多いため、他のカテーテルより粘着しにくいことを認識しておく必要がある。

また、カテーテルの素材とサージカルテープに配合されている可塑剤（添加物）などが反応し、べったりと粘りつくように変化してテープ交換時に難渋するものもあるので注意する。

いわゆる「絆創膏かぶれ」のような皮膚障害を起こしたときに，より粘着力の弱いテープを用いるとカテーテルの固定力が弱くなり，抜去事故につながる．

皮膚障害の要因は粘着力だけでないため，原因をしっかりと判断して適切な選択や使用方法を用いて皮膚障害を予防することが必要である．

固定部位の皮膚障害の見分け方

カテーテルの固定部位のどこにどのような皮膚障害が起こっているかによって，皮膚障害の要因を見分け，それぞれの対策を講じることができる．

❶カテーテルの直下にみられる皮膚障害（図5）

カテーテルの直下にあり，その形状に一致する紅斑や水疱・びらんは，カテーテルが皮膚を圧迫したことによるもので，いわゆる医療関連機器圧迫創が発生している状態である．Ω固定の足部分が低いときに起こるため，足部分に高さをつけることで対応する．

一方，カテーテルの直下でもカテーテルよりも大きいなど，カテーテルの形状に一致しない水疱やびらんは，カテーテルのねじれにより皮膚が巻き込まれて起こった皮膚障害である．ねじれをとる，またはねじれていても皮膚が巻き込まれないように工夫する．

❷テープの貼付部位にみられる皮膚障害（図6）

剥がす前のテープの外縁部にみられる紅斑や水疱・びらんは，サージカルテープにより皮膚に緊張がかかって起こった皮膚障害である．剥がす前から皮膚障害が発生していることがポイントである．貼付時にテープを引っぱって固定したことで起こるため，皮膚を引っぱらないように固定テープをすみやかに貼り替える．

テープ剥離時に起きた紅斑や水疱・びらんは，テープ剥離時に皮膚も剥離したことで起こった皮膚障害である．剥離前には皮膚障害はみられない．剥離剤を使用して愛護的に剥がす．

サージカルテープ貼付部全体の紅斑や発疹などは，サージカルテープそのものに対する接触性皮膚炎やアレルギー反応によって起こった皮膚障害である．テープの種類（場合よってはメーカー）を変更する．

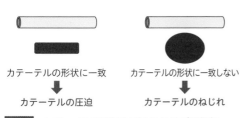

図5 カテーテル直下に起こる皮膚障害

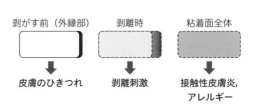

図6 テープの貼付部位にみられる皮膚障害

剥離頻度に応じたテープの選択

膀胱留置カテーテル固定と術創のガーゼ固定のサージカルテープの剥離頻度は異なる.

サージカルテープを剥がすとき, どんなにゆっくりと剥がしたとしても, 皮膚表面の角質層は剥がれてしまう. そのため, 頻回に剥離を繰り返すと角質層がなくなり, 真皮が露出し, 滲出液や血液が漏出するようになる. 週2〜3回程度の交換頻度なら粘着力の強いものでもよいが, 1日1回以上の頻度で交換する場合には粘着力の弱いサージカルテープを選択する.

カテーテル固定は, 毎日貼り替えるものではないため, 抜去事故防止のために粘着力は「強い〜ふつう」のものを選択する(図7).

ゆっくり, 皮膚を押さえて, 180°に剥がす

サージカルテープを剥がすときは, 少なからず患者に痛みを与えてしまう. 剥がす前に「ちょっと痛いですが, 我慢してくださいね」と伝え, 患者に了解してもらう場面も多いが, 痛みは誰にとっても不快なものであり, できることなら避けるべきである. なるべく痛みを与えないように配慮することは, 医療者と患者との信頼関係にも影響する. 患者から「あの○○先生, ばりっと剥がしやがった」と言われる場面に遭遇することもある.

サージカルテープを剥がすとき, 勢いよく剥がすと一緒に剥がれてくる角質層が多くなる. 剥離時に皮膚がびらんしたときは, 一気に角質層をすべて剥がしてしまったことになる. 心と時間に余裕をもって, ゆっくり剥がすことが大切である. 余裕がなければ, 後述する剥離剤を携帯し, 使用する.

できるだけ痛くないサージカルテープの剥離のコツは, 「サージカルテープをめくる」というより, 片方の手で皮膚のほうを押さえて「サージカルテープから皮膚をはずす」ようにする. 剥がすテープの角度は180°にすると皮膚を牽引しないので, 皮膚刺激が少ない(図8).

剥離剤の使用

皮膚が脆弱でなくても, 剥離時の疼痛を与えないために, できるだけ剥離剤を使用する. 剥離剤はさまざまな成分の種類があり, 使用方法が若干異なるので注意する(図9).

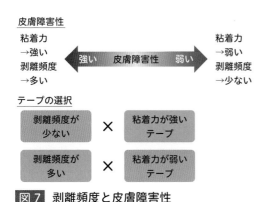

図7 剥離頻度と皮膚障害性

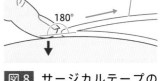

図8 サージカルテープの剥がし方

皮膚を押さえながら180°に剥がす

種　類	オイル系	アルコール系	シリコン系
製品例	ALCARE プロケアーリムーバー PROCARE REMOVER	smith&nephew REMOVE	Niltac
主な剥離作用	崩壊，溶解	崩壊，溶解	皮膚との隙間に入る
使用方法	・テープの上から塗る ・テープと皮膚との間に塗る ・残った糊を取る	・テープの上から塗る ・テープと皮膚との間に塗る ・残った糊を取る	・テープと皮膚との間に塗る ※上から塗っても効果なし ※糊残りは除去しにくい
特　徴	・傷があってもしみない ・油分が残るので石けん清拭が必要	・傷があるとしみて痛い ・揮発性が高いため，清拭だけでよい	・傷があってもしみない ・揮発性が高いため清拭だけでよい ・一度剥がしても弱く粘着する

図9 剥離剤の種類と使い方

シリコン系剥離剤の使い方のコツ

　シリコン系剥離剤使用時のよくある間違いに，剥離剤をテープの基材の上からしみ込ませるように使用することがある．こうしてしまうと，基材と粘着剤が分離してしまい，皮膚に粘着剤がべったり残ってしまう．正しい使い方は，まず，中のワイプを取り出し，たたんだまま袋内の液体をさらにしみ込ませる．次に，テープと皮膚の隙間に液体を塗るようにして剥がす．

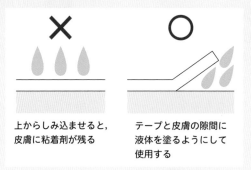

×	○
上からしみ込ませると，皮膚に粘着剤が残る	テープと皮膚の隙間に液体を塗るようにして使用する

┃ テープの外縁は伸ばして貼付しない

❶テープの牽引による皮膚障害

　テープによる皮膚障害として，テープの外縁の形状に沿ったびらんや水疱を経験する．

これは，皮膚がテープによって牽引された（引っぱられた）ために起こる皮膚障害である．たとえば，スポーツテーピングのときに貼付部の両端にアンカーテープを貼るのは，皮膚が牽引されて起こる皮膚障害を予防するためである．

❷テープの伸縮性

テープの伸縮性には，伸展だけして縮む力のないもの，伸展も収縮もするものがある（図10）.

カテーテルをより強力に固定するには，縮む力でカテーテルを締めつけることができる伸縮タイプを使用する．伸縮性がないテープはライナーがないものがほとんどのため，カテーテル固定には使用しない.

ライナー付きのものは，①巻き出し方向にまったく伸縮しないが横方向には伸展するもの，②巻き出し方向に伸縮性はあるが横方向にはないもの，③全方向に伸展するものなど，メーカーによっても違いがある.

主として，シルキーポア®などのメッシュタイプのものは，①が多く，エラテックス®などの伸縮タイプのものは，②が多い.

❸伸縮性を踏まえた貼付方法

皮膚は，身体の部位によって伸展する方向が異なる．腹部は上下に大きく伸展するが，横方向にはあまり伸展しない．腹部のガーゼ固定時に横方向に伸縮性のないテープを貼るのは，ガーゼも固定でき，皮膚も牽引されな

いからである．縦方向に貼付する場合は，腹壁を伸ばしてテープの収縮性が縦方向になるように貼付するが，ひどい皮膚障害を起こすようなことにはならない.

テープの外縁部の皮膚障害は，主として貼り方に問題があることが多い．貼付時に，テープの端から反対側まで引っぱりながら貼付することはないだろうか．そうするとテープの両端が牽引されて皮膚障害を起こす．テープは必要な長さをカットしておき，中央部分から外に向かって貼ると，外縁部に皮膚は引っぱられないため，皮膚障害を起こしにくい（図11）.

なお，圧迫止血の際に伸縮テープでガーゼなどを固定する場合でも，圧迫をかけたい部分のテープを伸ばし，皮膚にかかったら伸ばさず皮膚に沿って貼付すると，有効に圧迫できる（図12）.

サージカルテープは重ね貼りしない！

前述のとおり，テープが粘着するには皮膚の凹凸に粘着剤がなじむ必要がある．サージ

	巻いてあるタイプ	メッシュタイプ	伸縮タイプ
	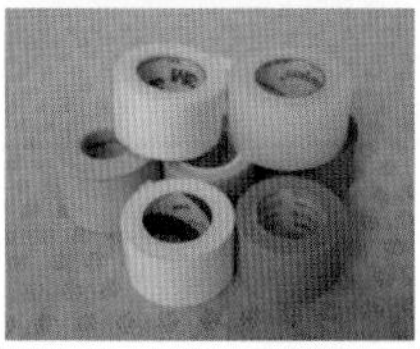	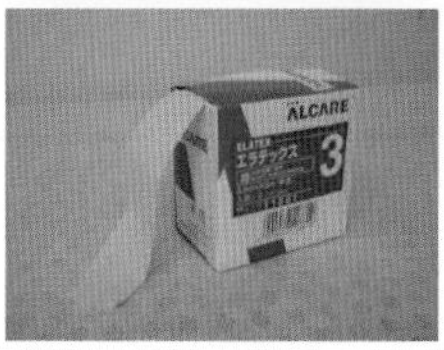	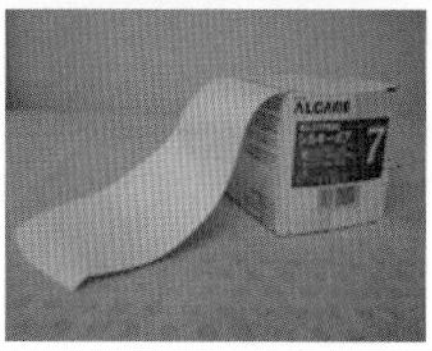
製品例	マイクロポア™，優肌絆™など	シルキーポア®など	エラテックス®，マルチポア™など
特徴	どの方向にも伸縮性がない	巻き出し方向：伸縮性なし 横方向：伸びるが縮まない	巻き出し方向：伸縮性あり 横方向：伸縮性なし

図10 サージカルテープの伸縮性

皮膚障害を起こす貼り方　　　　　　　　皮膚障害を起こしにくい貼り方

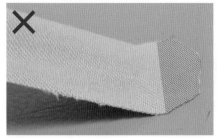 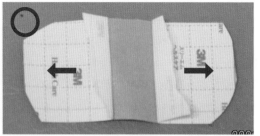

端から引っぱると，皮膚が引きつれて皮膚障害を　　中央から端に向かって貼付し，皮膚はむやみに引っぱらない
起こす

図11 皮膚障害を起こしにくい貼り方

6.5cm のガーゼを端から引っぱって貼った場合

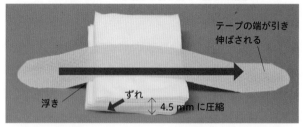

図12 圧迫止血時の有効に圧迫できる貼り方のコツ

6.5 cm のガーゼを中央部のみ引き伸ばして貼った場合

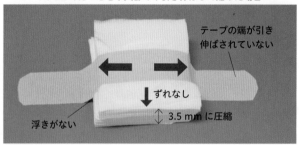

カルテープを重ねて貼るとき，粘着力を出す
にはサージカルテープの基材表面の凹凸に粘
着剤がなじまなければならない．しかし，カ
テーテル固定に使用するようなテープの表面
は布目やメッシュ織になったものが多く，皮
膚よりも表面の凹凸が激しいため，粘着力は
皮膚と比べて著しく低くなる．

　しかしながら，さまざまな成書などではカ
テーテル固定部の皮膚障害予防に，サージカ
ルテープを下貼りする方法が紹介されてい

る．筆者は以前，そのエビデンスとなるよう
な文献を探したが，該当するものは見つから
ず，「下貼りをするとよい」ということだけ
が広められている状況といえる．

　しかし，下貼りする方法は前述のとおり，
皮膚に直接貼付するよりも粘着力が弱くなる
（**図13**）．実際に筆者も，上に貼付したテー
プごとカテーテルがはずれることを何度も経
験した．

　また，貼付部の皮膚が蒸れて滲軟しないよ

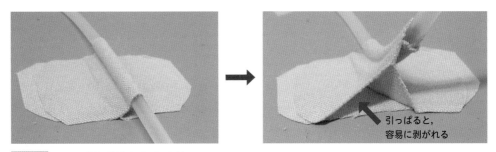

図13 テープを下貼りした方法
テープの表面に凸凹があるため，皮膚に直接貼付するよりも粘着力は弱まる

引っぱると，
容易に剥がれる

うに基材に通気性のある素材が使用されているテープも多いが，重ね貼りすると通気性が損なわれ，皮膚が滲軟しやすくなる．皮膚が滲軟すると角質層がふやけて剥離しやすいため，容易に皮膚損傷を起こす．

なお，マイクロポア™などの巻いてある製品は，容易に巻き出せるように表面処理剤が塗られている．このテープを重ねて貼付しても，上側のテープは容易に剥がれるので，粘着力の増加にはならない．

角は丸くすると剥がれにくくなる！

テープに「角」があるとその部分から剥がれてきやすい．角は丸くカットすると剥がれにくくなり，皮膚も引っぱられにくい．固定テープは長期間貼付するため，すべて角は丸く切り落としておくことが必要である．

皮膚が脆弱な場合は被膜剤を活用する！

皮膚が脆弱な場合，剥離剤を使用して慎重に剥がしても皮膚損傷を起こすことがある．図14のように皮膚が菲薄化している場合は，

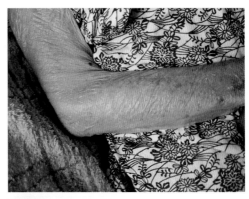

図14 脆弱な皮膚

表4 被膜剤の効果

1. 剥離刺激を防ぐ
2. 汚れの付着を防ぐ
3. 水分の付着を防ぐ

固定テープの粘着力を落とすのではなく，被膜剤を使う．

被膜剤は，皮膚表面に薄い膜を作るはたらきがある．テープを貼る前に使用しておくと，剥がすときに角質層のかわりに被膜が剥がれて皮膚を守る．貼付部の皮膚面に噴霧・塗布し，乾かしてからテープを貼付する．また，被膜剤には排泄物からの汚染や滲軟から皮膚を守る効果などもあり，失禁ケアにも利用できる（**表4**）．

4 ▶ 基本的なカテーテル固定法

Ω固定とは

Ω（オメガ）固定は，カテーテルに一周テープを巻きつけ，皮膚との隙間をあけて貼付する方法である（**図 15**）．この方法の利点は，カテーテルとの接触面積が広いためテープとカテーテルとの粘着力が維持できることと，カテーテルが皮膚に接触しないので圧迫創を起こしにくいことである（**図 16**）．

きちんとΩ固定できていれば，皮膚と接触しないので下貼りは不要である．巻きつける幅は，取り扱いの容易さから 5cm 幅程度がよく使われているのではないだろうか．

実際のカテーテル固定手順

Ω固定は，中心がずれたり足部分の長さが違ったり意外と貼付が難しい．**図 17** に固定の手順を紹介する．

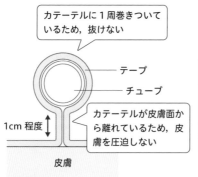
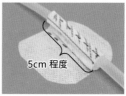

図 15 Ω固定

（カテーテルに 1 周巻きついているため，抜けない）
テープ
チューブ
（カテーテルが皮膚面から離れているため，皮膚を圧迫しない）
1cm 程度
皮膚
5cm 程度

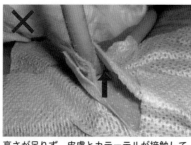
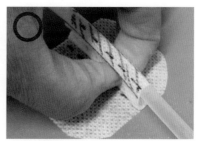

高さが足りず，皮膚とカテーテルが接触している

つまむと指先が当たる高さ（1 cm）を意識する

図 16 皮膚との隙間をあける
脚部分の長さが足りないと皮膚とカテーテルが接触し，皮膚障害を起こす

①必要物品の準備

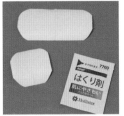

・カットし，角を丸く切り落と
　したテープ
・剥離剤
・スキンケア用品（微温湯＋石
　けん，濡れタオル，おしぼり）

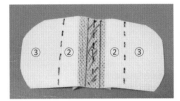

①カテーテル1周分
②Ω固定の足の高さ（1.0 cm）
③皮膚に貼付する長さ
必要なテープの長さ
　＝①＋②×2＋③×2

②カテーテルからテープを剥がす

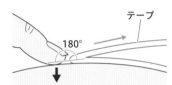

剥離剤を使用し，両手で皮膚を押さ
えながら，ゆっくり180°に皮膚か
らテープを剥がす

カテーテルをしっかり保持し，
スリット部分を先にカテーテ
ルから剥がす
Ω固定の「足」部分を左右に
開く

カテーテルが抜けない方向に
テープを剥がす

体側

③挿入部のスキンケア

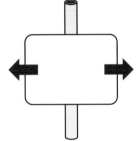

固定部の皮膚の清拭を行う．カ
テーテルの糊残りも拭いておく

④テープの中心にカテーテルを貼る

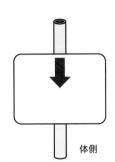

剥離ライナーを中央から剥がして折り目
をつけておく

最初にテープをカテーテルに貼る
のがコツである

⑤片側のテープを皮膚に貼る

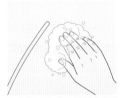

半分だけ剥離ライナーを剥が
し，Ω固定の余白を念頭にお
いて固定部の皮膚に貼付する

⑥Ω固定の足を作る

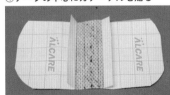

カテーテルにテープを巻
き，Ω固定の余白部分で折
り返す．矢印の方向に倒す
ようにしてテープ同士を貼
りつけるとやりやすい

⑦残りのテープを皮膚に貼る

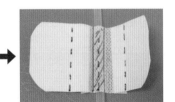

残りのライナーを剥がし，カ
テーテルに巻きつけてから皮
膚に貼付する

図17 Ω固定の手順（次頁に続く）

⑧足の高さを確認

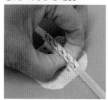

Ω固定の足部分を親指と
人差し指で触り，指先が
接触するのを確認する

⑨スリット入りのテープを貼る

体側

スリット入りのテープを外力のかかる方向から
貼付する

⑩貼付部をよくなでつけ，ねじれていないか確認

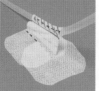

特にテープが重なる部分はよくなでる

図17 Ω固定の手順（前頁の続き）

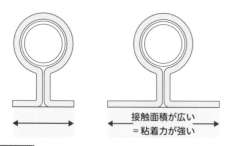

接触面積が広い
＝粘着力が強い

図18 皮膚面の面積

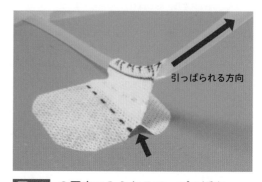

引っぱられる方向

図19 Ω固定でみられるテープの浮き

引っぱられると固定部の端が浮き上がって剥がれやすくな
る

Ω固定のコツ

❶皮膚への粘着面積で固定力を維持する！

　カテーテルが引っぱられたときに抜けないようにするためには，皮膚への粘着力の維持が必要である．そこで，Ω固定の皮膚面へ粘着面積を考えて固定する．外力がかかりやすい場合や，カテーテルを自己抜去する可能性のある場合は，皮膚に貼付する部分を広くする（図18）．

❷スリット入りテープでの補強で外力に強くする！

　固定したカテーテルを引っぱったときに，一番剥がれやすいのは固定部の端であり，テント状に浮き上がってくる（図19）．この部分を押さえるために，スリット入りのテープを貼付する（図20）．剥がれようとする力を周囲の接触面積で支えられるよう，スリットの切り込みは真ん中まで入れる（図21）．

カテーテルのねじれへの対処法

❶カテーテルのねじれの原因

　カテーテルがねじれると，スムーズな尿流が維持できないほか，前述のように皮膚障害を起こす（図22）．

　ウロバッグのドレナージチューブはコシが強く，巻いて梱包されている状態なのでそのまま出して使うとねじれたままになっている．

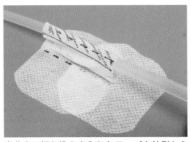
半分まで切り込みを入れたテープを外側から
貼付する

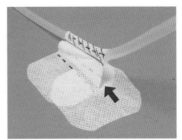
引っぱっても端が浮き上がらない

図20 スリット入りテープでの補強

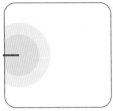
端のほうまで入れた場合

剥がれようとする力が端
にかかってしまい，そこ
から剥がれやすくなる

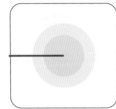
真ん中まで入れた場合

剥がれようとする力が端
にかからないため，剥が
れにくい

図21 スリットの入れ方

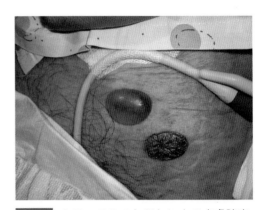

図22 カテーテルのねじれによる皮膚障害

ねじれによる皮膚障害では，カテーテルやテープの形状に
一致しない水疱やびらんなどの皮膚障害がみられる

また，ウロバッグはベッドの側面に吊るされ，ベッドの乗り降りのときに，そのままにしておくとドレナージチューブはねじれる．

ドレナージチューブがねじれていても見た目にはわからないが，カテーテル類はコシが弱いため，ドレナージチューブのねじれに影響されて，容易にくるくるとねじれて内腔を閉鎖してしまうこともある．臨床では，カテーテルがねじれないように，広範囲にドレナージチューブまで大腿に固定している場合もあるが，問題の解決にはならない．

また，Ω固定を「適切に」しているのに皮膚障害を起こした場合，筆者の経験では，ほぼ全例ねじれが原因であった．ねじれをとるように注意していても，毎回ウロバッグを外してねじれを解除することができず，ねじれによる皮膚障害が減少しなかった（図23）．

そこで，筆者らは皮膚がねじれに巻き込まれないように硬さがある補強板の役割をするものを皮膚に貼りつけている．一緒に巻き込まれない厚みとコシがあるドレッシング材（ココロールなど）を，固定力が落ちず皮膚が巻き込まれない大きさ（約2×4cm）にカットして皮膚に貼付後，通常どおりのΩ固定をしている．現在，この方法で皮膚障害を減少することができている（図24）[1]．

❷ねじれの解決方法

根本的な解決のためには，以下の方法でコシのあるドレナージチューブのほうのねじれ

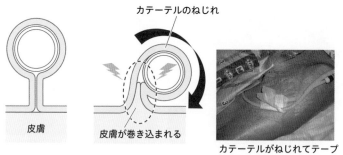

カテーテルのねじれ

皮膚

皮膚が巻き込まれる

カテーテルがねじれてテープ
ごと皮膚を巻き込んでいる

図23 Ω固定時に起こるねじれによる皮膚の巻き込まれ

固定部の皮膚がカテーテルのねじれにつられて，一緒に巻き込まれることで起こる．皮膚の薄く伸びる人（高齢者）ほど巻き込まれやすい

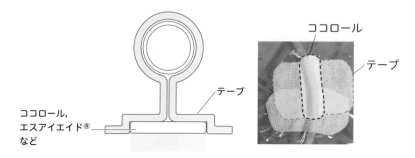

ココロール

テープ

ココロール，
エスアイエイド®
など

テープ

図24 皮膚がねじれに巻き込まれないカテーテル固定方法例

カテーテル直下に少し厚みと硬さがあるものを皮膚に貼付して，巻き込まれないようにする．ただし，テープの固定力よりは弱いため，必ず固定テープ内に収まる最小限の大きさとする

をとる必要がある．カテーテルの挿入部から外に向かってねじれを直し，カテーテル固定部のところを指でしっかり押さえておく．反対の手でベッドにつるしたウロバッグを外し，ドレナージチューブをもってウロバッグを空中で自由になるようにする．すると，ウロバッグは自然にくるくると回りねじれが解消する（図25）．その方向でベッドサイドに設置すると，ねじれはとれる．

ベッドサイドにウロバッグがつるされていてそのままベッドの昇降をする場合は，そのつどカテーテルがねじれる可能性がある．そのため，1日数回ねじれの確認とこの操作をする必要がある．

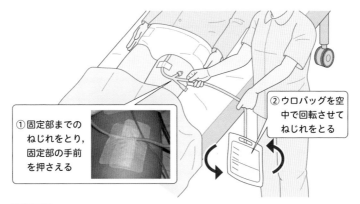

図25 カテーテルのねじれをとる方法

（文献1）より作成）

参考文献

1) 山本由利子：医療用粘着テープによるスキントラブル．看護技術，57（14）：11-16，2011.
・ 山本由利子：膀胱留置カテーテルによる医療関連機器圧迫創の予防対策について．第19回日本褥瘡学会中国四国地方会学術集会抄録，p.37，2019.
・ 山本由利子：医療用テープの種類と取り扱いの基本．エキスパートナース，27（7）：38-39，2011.
・ 正源寺美穂：留置カテーテル管理．日本創傷・オストミー・失禁管理学会編，新版排泄ケアガイドブック，照林社，2021.

（山本由利子）

索 引

欧 文

BCG 膀胱内注入 ················· 106
CIC ···································· 86
Foley catheter ······················ 2
Fr ······································ 3
PUBS ······························· 135
Ω固定 ····················· 60,79,154

あ

一側合流尿管 ···················· 113
医療関連機器圧迫創 ··········· 13,28
陰茎裂傷 ····························· 5
ウロストーマ ····················· 106
ウロバッグ ··············· 59,74,134
塩類尿 ···························· 9,24
Ω固定 ····················· 60,79,154

か

回収液 ····························· 115
回腸導管 ·············· 108,112,114
　　──造設術 ·················· 107
ガイドワイヤー ····················· 5
開放手術 ··························· 72
過挿入 ···························· 113
カテーテル関連尿路感染症 ········ 14
カテーテル固定 ·················· 144
カテーテルの材質 ·················· 3
カテーテルの挿入手順 ············· 95
カテーテルのねじれ ·········· 156,159
カテーテルの閉塞 ··············· 9,29
間欠自己導尿 ················· 36,41
間欠導尿 ··························· 86
患者・家族指導 ··················· 88
感染 ············ 14,37,58,64,77,82,87
　　──管理 ····················· 136

灌流液 ····························· 24
偽尿道 ···························· 128
球部〜振子部尿道 ·················· 5
球部尿道 ···························· 6
凝血塊 ····························· 24
菌血症 ····························· 52
禁制型ストーマ ·················· 108
経尿道的前立腺切除術 ············· 24
経尿道的膀胱腫瘍切除術 ··········· 24
経皮的膀胱瘻造設術 ··············· 72
計量器具 ··························· 93
ケーブルコードカバー ············· 78
血液培養検査 ····················· 58
血塊 ······························· 24
結晶 ······························· 75
血尿 ···························· 27,29
高圧酸素療法 ····················· 27
高圧蓄尿 ··························· 86
高圧排尿 ··························· 86
広域スペクトルの抗菌薬 ··········· 58
交換間隔 ······················ 56,75
交換時期 ························· 110
硬性鏡 ···························· 130
骨盤内臓器全摘術 ················ 107
固定 ····················· 59,78,144
　　──部位 ····················· 12
混濁 ······························· 9
コンドーム型男性集尿器 ·········· 138

さ

サージカルテープ ······· 13,59,78,144,145
　　──の伸縮性 ················ 151
災害 ······························· 96
サイズ（尿道カテーテルの）········· 3

在宅自己導尿指導管理料 ······················· 93
在宅での対応 ·· 136
再利用型カテーテル ··················· 41,89,93
サンプルポート ······································ 15
止血 ·· 27
自己抜去 ·· 9
自然抜去 ····································· 9,57,76
持続灌流 ··· 26
下貼りする方法 ···································· 152
失禁型ストーマ ···································· 108
指導用パンフレット ································· 92
自排尿型新膀胱造設術 ····························· 41
シャワー ··································· 5,55,63
出血 ·· 8,57
術後せん妄 ·· 9
術前オリエンテーション ························· 111
潤滑剤 ··· 93
症候性尿路感染 ······································ 86
消毒薬 ··· 93
小児 ··· 96
上皮片 ··· 75
自律収縮 ·· 115
腎盂尿管皮膚瘻造設術 ····························· 107
シングルJカテーテル ···························· 115
神経因性膀胱 ·· 36
腎後性腎不全 ·· 52
伸縮性（サージカルテープの） ················· 151
親水性コーティング ································· 93
身体障害者手帳 ································ 81,140
新膀胱 ······································· 108,115
　──造設術 ··· 107
腎瘻 ··· 52
　──カテーテル固定 ······························· 59
水腎症 ··· 52
スタイレット ·· 77
スタンダードプリコーション ····················· 15

ステント留置 ·· 113
ストーマ外来 ······································· 117
ストーマサイトマーキング ······················ 112
スプリントカテーテル ···························· 114
スリット ··· 157
清潔間欠導尿 ·· 86
清潔導尿 ··· 39
接触性皮膚炎 ······································· 144
セルフケア指導 ···································· 116
仙骨硬膜外麻酔 ···································· 130
先端オリーブ型カテーテル ······················· 46
造影剤 ··· 34
装具 ·· 110
挿入後の尿流出 ······································ 76
挿入困難 ······································· 5,7,77

━━━━━ た ━━━━━

脱落 ··· 54
地域連携室 ··· 116
チーマンカテーテル ··························· 36,46
チーマンタイプ ······································· 6
腟前庭 ··· 88
長期留置 ··· 10
沈殿物 ··· 26
通過障害 ··· 52
ディスポーザブルカテーテル ·········· 41,89,93
手の巧緻性 ·· 96
導尿 ·· 38,39
　──回数 ······································· 89,94
特殊カテーテル加算 ································· 93
ドレッシング材 ···································· 157

━━━━━ な ━━━━━

内尿道切開術 ·· 36
におい ·· 137
入浴 ······························· 5,55,134,137
尿管の通過障害 ······································ 52
尿管皮膚瘻 ······························· 108,112,113

尿禁制型尿路変向術後 …………………… 86
尿道カテーテルのサイズ ………………… 3
尿道カルンクル ………………………… 11
尿道狭窄 ………………………………… 128
尿道形成術 ……………………………… 129
尿道造影 ………………………………… 129
尿道損傷 ……………………………… 48,131
尿道皮膚瘻 ……………………………… 5
尿道麻酔 ………………………………… 130
尿道用ブジー …………………………… 128
尿培養 …………………………………… 58
尿閉 ……………………………………… 36
尿流出低下 ……………………………… 57
尿量低下 ………………………………… 57
尿路感染 ………………………………… 14
尿路結石 ………………………………… 77
尿路原性敗血症 ………………………… 52
尿路ストーマ …………………………… 106
尿路変向術 ……………………………… 106
微温湯 …………………………………… 79
ねじれ ……………………………… 156,159
ネラトンカテーテル …………………… 34
粘着 ……………………………………… 145
膿瘍腔 …………………………………… 34

━━━━━━ は ━━━━━━

排尿記録 ………………………………… 90
排尿日誌 ………………………………… 93
剥がし方 ………………………………… 149
剥離剤 ……………… 61,109,149,150,153
剥離頻度 ………………………………… 149
貼り付け式集尿袋 ……………………… 138
バルンの破裂 …………………………… 11
バルンの水が抜けなくなった ………… 16
微温湯 …………………………………… 79
皮膚障害 …………………………… 74,144,148
被膜剤 …………………………………… 153

フォーリーカテーテル ………………… 2
フォーリートレイタイプ（一体型）…… 134
腹部脂肪層の頂点 ……………………… 112
ブジー …………………………………… 128
ブラインド操作 ………………………… 55
不良肉芽 ………………………………… 74
Fr ………………………………………… 3
閉鎖式システムの製品 ………………… 15
閉塞 ……………………… 14,24,26,54,57,76
　　──予防 ……………………………… 75
膀胱過伸展 ……………………………… 86
膀胱刺激症状 …………………………… 16
膀胱洗浄 ………………………………… 24
膀胱穿刺用キット ……………………… 72
膀胱全摘術 ……………………………… 107
膀胱皮膚瘻造設術 ……………………… 107
ぼうこう又は直腸機能障害 ………… 81,140
膀胱瘻 …………………………………… 72
　　──造設術 …………………………… 72
　　──の適応 …………………………… 73
放射線照射 ……………………………… 72
包皮輪 …………………………………… 37
ポケット状の損傷 ……………………… 8

━━━━━━ ま ━━━━━━

慢性膀胱炎 ……………………………… 26
紫色蓄尿バッグ症候群 ………………… 135
滅菌ガイドワイヤー …………………… 5
面板 ……………………………………… 109

━━━━━━ や ━━━━━━

癒着 ……………………………………… 10

━━━━━━ ら ━━━━━━

両側尿管皮膚瘻 ………………………… 112
レッグバッグ ……………… 55,64,74,81,139
瘻孔化 …………………………………… 79

編者略歴

松木孝和（まつきたかかず）

松木泌尿器科医院 院長
香川大学医学部 臨床教授
一般社団法人 日本専門医機構認定泌尿器科専門医
日本性機能学会専門医

1993 年　川崎医科大学 卒業
1998 年　笠岡第一病院泌尿器科 医長
2000 年　川崎医科大学泌尿器科学教室 助手
2002 年　松木泌尿器科医院 院長

まるごとわかる
尿路カテーテル・ストーマ管理　極

2023 年 8 月 1 日　1 版 1 刷　　　　　　　　　©2023

編　者
まつき たかかず
松木孝和

発行者
株式会社 南山堂　代表者 鈴木幹太
〒113-0034　東京都文京区湯島 4-1-11
TEL 代表 03-5689-7850　www.nanzando.com

ISBN 978-4-525-35131-1